阻塞性睡眠呼吸暂停标准数据集

雷文斌　文卫平　主编

U0199941

科学出版社

北京

内 容 简 介

本书通过对阻塞性睡眠呼吸暂停（OSA）这一疾病相关数据元的规范化梳理，包括患者基本信息、病历资料、体格检查、实验室检查、辅助检查、专科辅助检查、治疗、量表及问卷等信息，形成 OSA 标准数据集。本数据集由数据集名称、模块名称、子模块名称、数据元名称、值域、单位及数据等级和参考标准组成。

全书内容丰富、信息量大，采用表格形式呈现，方便读者理解和参考，可为医务工作者、医院信息化行业从业人员构建 OSA 专病数据库提供借鉴，有利于临床研究和质量评估，以及大数据挖掘、深度学习与建模等科研工作的开展。

图书在版编目（CIP）数据

阻塞性睡眠呼吸暂停标准数据集 / 雷文斌，文卫平主编 . —北京：科学出版社，2023.3
ISBN 978-7-03-075135-5

Ⅰ . ①阻… Ⅱ . ①雷… ②文… Ⅲ . ①睡眠 – 呼吸暂停 – 综合征 – 诊疗 – 标准 – 数据集
Ⅳ . ① R56-65

中国国家版本馆 CIP 数据核字（2023）第 044593 号

责任编辑：戚东桂 / 责任校对：张小霞
责任印制：肖　兴 / 封面设计：龙　岩

科 学 出 版 社 出版
北京东黄城根北街16号
邮政编码：100717
http://www.sciencep.com

保定市中画美凯印刷有限公司 印刷
科学出版社发行　各地新华书店经销
*

2023年3月第　一　版　开本：787×1092　1/16
2023年3月第一次印刷　印张：6 1/4
字数：190 000
定价：50.00元
（如有印装质量问题，我社负责调换）

《阻塞性睡眠呼吸暂停标准数据集》编委会

马仁强	中山大学附属第一医院	张　斌	南方医科大学南方医院
苏立众	浙江省人民医院	张　宁	首都医科大学附属北京天坛医院
唐可京	中山大学附属第一医院	张立红	北京大学人民医院
文卫平	中山大学附属第一医院	张思毅	广东省人民医院
杨　慧	四川大学华西医院	张武军	中山大学附属第一医院
杨钦泰	中山大学附属第三医院	张湘民	中山大学附属第六医院
叶　进	中山大学附属第三医院	张孝文	广州医科大学附属第一医院
易红良	上海交通大学附属第六人民医院	赵　迪	浙江大学医学院附属第二医院
殷　敏	江苏省人民医院	郑宏良	海军军医大学附属长海医院
秘　书 黄碧雪	中山大学附属第一医院	郭文彬	中山大学附属第一医院
孙　琳	中山大学附属第一医院	方锐华	中山大学附属第一医院

感谢广州知汇云科技有限公司 刘　翔、王博涵、杨　栋、林春雨、郑桂英

及广州市臻之恒医疗科技有限公司 张　娟 对数据集提供的技术支持

前　言

　　人类社会已经进入了数据暴涨的大数据时代，运用大数据推动社会经济发展，在全球范围内正逐步成为一大趋势。健康医疗大数据是新时代重要的基础性资源之一，其应用发展将推动健康医疗模式的巨大变化，对我国经济、社会、科技和人民生活生产等产生重大而深远的影响。人民健康是民族昌盛和国家富强的重要标志，党的二十大报告将"健康中国"作为我国2035年发展总体目标的一个重要方面，而健康医疗大数据建设则是"健康中国"中十分重要的一环。因此，我们理应把握时代脉搏，充分理解并利用新兴技术，加快医疗行业数字化转型。作为医疗领域产生的数据，除了具备一般的大数据特性，即规模大、结构多样、增长快速、价值巨大以外，医疗大数据还具备独有的医疗性，如多态性、不完整性、冗余性、时间性和隐私性，在收集、存储、提取及转化等多方面均存在较大的困难。规范的数据不仅有利于临床医生诊断疾病、观察病情变化和开展后续治疗，也有利于科研工作者对疾病进行更系统、更详尽的医学研究，助力传统医疗向人工智能＋精准医疗迈进。

　　随着人们对睡眠认知的不断深入，睡眠呼吸障碍引起的健康问题成为临床医生面临的重要内容。阻塞性睡眠呼吸暂停（OSA）是最常见、最主要的睡眠呼吸障碍，亦是耳鼻咽喉头颈外科常见疾病。但OSA并不是单一病种，其病因复杂，危险因素较多，更重要的是其可引起包括呼吸、循环、神经及内分泌代谢在内的多器官多系统损害，属全身性疾病。因此，OSA诊治需要耳鼻咽喉头颈外科、口腔科、呼吸内科、心血管内科、内分泌科、神经内科、精神科及减重科等多学科协作。目前，我国OSA研究尚处于起步阶段，临床病例资料保存不完善、不全面，病历表达方式不统一，专病化程度低，这都不利于OSA的规范化诊断、个体化治疗和患者依从性。此外，在临床工作中缺乏基于多学科的OSA诊疗路径，各专科多从自身角度出发，诊疗思路难以覆盖多学科，各专科信息无法互联互通，形成数据孤岛，缺乏共享服务，不仅无法满足深入的科研需求、阻碍学科发展，同时也不可避免地造成了医疗数据浪费。

为了对睡眠大数据进行规范化治理与存储，构建系统化、标准化、结构化和可视化的 OSA 专病数据集，实现基于患者的多维度、高精度全量数据采集，中山大学附属第一医院等联合广州知汇云科技有限公司，偕同众多知名医院专家教授、骨干医生及人才，通过对 OSA 患者基本信息、现病史、既往史、体格检查、专科辅助检查、实验室检查、睡眠监测、无创气道正压通气治疗、外科治疗及问卷和量表等相关数据元进行规范化梳理，结合人口学信息等共性数据，完成了本书的编写。

由于 OSA 这一疾病涉及的学科较多，数据整合较为复杂，难免会出现疏漏，我们也会根据未来实际应用情况，结合临床医师的反馈意见继续给予增补和修订，使其更加完善。同时也诚邀各位读者、专家、教授提供宝贵意见，共同为搭建高质量多中心多学科 OSA 临床科研一体化平台而努力！

雷文斌

2023 年 1 月

目　录

数据集说明 ·· 1

第一部分　基本信息 ··· 2

第二部分　病历资料 ··· 5

第三部分　体格检查 ··· 14

第四部分　实验室检查 ··· 23

第五部分　辅助检查 ··· 32

第六部分　专科辅助检查 ··· 45

第七部分　治疗 ·· 59

附录　量表及问卷 ·· 69

参考文献 ·· 89

参考标准	主要参考国际国内术语标准，如国际疾病分类（ICD）-10、ATC、LONIC 等，电子病历规范（HL7 CDA）及国际和国内疾病标准指南（详见文末相关参考文献）。
数据元名称	每个模块下面包含详细的字段。
值域	参考指南和文献，囊括数据最大可能范围。
单位	若值域是数字，则注明单位；若值域是文字性的描述，则填"\"。
数据等级	自由度较高，认为重要的写"A"，认为补充的写"B"，可能存在相关性但不确定的写"C"。

第一部分 基本信息

模块名称	参考标准
人口学信息	中华人民共和国卫生行业标准 WS 445.10—2014 电子病历基本数据集 第 10 部分：住院病案首页 中华人民共和国卫生行业标准 WS 445.12—2014 电子病历基本数据集 第 12 部分：入院记录 《诊断学》，第 9 版，人民卫生出版社 《耳鼻咽喉头颈外科学》，第 9 版，人民卫生出版社

数据集名称	模块名称	子模块名称	数据元名称	值域	单位	数据等级
基本信息	人口学信息	\	居民健康卡号	\	\	A
基本信息	人口学信息	\	住院次数	\	次	A
基本信息	人口学信息	\	住院号	\	\	A
基本信息	人口学信息	\	病案号	\	\	A
基本信息	人口学信息	\	姓名	\	\	A
基本信息	人口学信息	\	性别	男，女，未知	\	A
基本信息	人口学信息	\	出生日期	\	年，月，日	A
基本信息	人口学信息	\	年龄	\	岁，月，天	A
基本信息	人口学信息	\	国籍	\	\	B
基本信息	人口学信息	\	出生地	\	\	B
基本信息	人口学信息	\	籍贯	\	\	B
基本信息	人口学信息	\	民族	\	\	A

阻塞性睡眠呼吸暂停标准数据集

数据集名称	模块名称	子模块名称	数据元名称	值域	单位	数据等级
基本信息	人口学信息	\	患者身份证件号码	\	\	A
基本信息	人口学信息	\	职业类别	\	\	A
基本信息	人口学信息	\	患者电话号码	\	\	A
基本信息	人口学信息	\	现住址	\	\	A
基本信息	人口学信息	\	户口地址	\	\	B
基本信息	人口学信息	\	联系人姓名	\	\	B
基本信息	人口学信息	\	联系人与患者的关系	\	\	B
基本信息	人口学信息	\	联系人电话号码	\	\	B
基本信息	人口学信息	\	首次就诊日期	\	年，月，日	A
基本信息	人口学信息	\	初诊年龄	\	岁	A
基本信息	人口学信息	\	入院途径	门诊，急诊，其他医疗机构转入，其他	\	A
基本信息	人口学信息	\	入院日期时间	\	年，月，日，时，分	A
基本信息	人口学信息	\	入院科别	\	\	A
基本信息	人口学信息	\	入院病房	\	\	A
基本信息	人口学信息	\	转科科别	\	\	A
基本信息	人口学信息	\	出院日期时间	\	年，月，日，时，分	A
基本信息	人口学信息	\	出院科别	\	\	A
基本信息	人口学信息	\	出院病房	\	\	A
基本信息	人口学信息	\	实际住院天数	\	天	A
基本信息	人口学信息	\	门（急）诊诊断名称	\	\	A

数据集名称	模块名称	子模块名称	数据元名称	值域	单位	数据等级
基本信息	人口学信息	\	出院诊断-主要诊断	\	\	A
基本信息	人口学信息	\	出院诊断-主要诊断入院病情	有，临床未确定，情况不明，无	\	A
基本信息	人口学信息	\	出院诊断-其他诊断	\	\	A
基本信息	人口学信息	\	病理诊断名称	\	\	A
基本信息	人口学信息	\	病理号	\	\	A
基本信息	人口学信息	\	过敏药物	\	\	A
基本信息	人口学信息	\	ABO 血型	A 型，B 型，O 型，AB 型	\	A
基本信息	人口学信息	\	Rh 血型	阴性，阳性	\	A
基本信息	人口学信息	\	疾病分型	一般，急，疑难，危重	\	B
基本信息	人口学信息	\	抢救次数	\	次	B
基本信息	人口学信息	\	抢救成功次数	\	次	A
基本信息	人口学信息	\	是否死亡	是，否	\	A
基本信息	人口学信息	\	死亡时间	\	年，月，日，时，分	B
基本信息	人口学信息	\	离院方式	医嘱离院，医嘱转院，医嘱转社区卫生服务机构 / 乡镇卫生院，非医嘱离院，死亡，其他	\	A
基本信息	人口学信息	\	转归情况	痊愈，好转，未愈，未治	\	A
基本信息	人口学信息	\	出院情况	\	\	A
基本信息	人口学信息	\	住院期间有创操作名称	\	\	B
基本信息	人口学信息	\	门诊诊断 / 入院诊断	\	\	A
基本信息	人口学信息	\	住院总费用	\	元	A

第二部分 病历资料

模块名称	参考标准
病历信息	《诊断学》，第 9 版，人民卫生出版社 《耳鼻咽喉头颈外科学》，第 9 版，人民卫生出版社 中华人民共和国卫生行业标准 WS 445.12—2014 电子病历基本数据集 第 12 部分：入院记录

数据集名称	模块名称	子模块名称	数据元名称	值域	单位	数据等级
病历信息	主诉	\	患病部位	\	\	A
病历信息	主诉	\	主要症状	\	\	A
病历信息	主诉	\	持续时间	\	\	A
病历信息	现病史	起病相关情况	前驱症状	有，无	\	A
病历信息	现病史	起病相关情况	前驱症状情况	\	\	A
病历信息	现病史	起病相关情况	前驱症状持续时间	\	年，月，日，小时	A
病历信息	现病史	起病相关情况	无明显诱因	是，否	\	A
病历信息	现病史	起病相关情况	发病至今时间	\	年，月，日，小时	A
病历信息	现病史	主要症状	打鼾	是，否	\	A
病历信息	现病史	主要症状	呼吸暂停	是，否	\	A
病历信息	现病史	主要症状	呼吸节律紊乱	是，否	\	A
病历信息	现病史	主要症状	张口呼吸	是，否	\	A

数据集名称	模块名称	子模块名称	数据元名称	值域	单位	数据等级
病历信息	现病史	主要症状	夜间憋醒	是，否	\	A
病历信息	现病史	主要症状	仰卧位时加重	是，否	\	A
病历信息	现病史	主要症状	侧卧位时改善	是，否	\	A
病历信息	现病史	主要症状	睡眠结构紊乱	是，否	\	A
病历信息	现病史	主要症状	白天嗜睡	是，否	\	A
病历信息	现病史	主要症状	入睡困难	是，否	\	A
病历信息	现病史	主要症状	入睡快	是，否	\	A
病历信息	现病史	主要症状	睡眠时间延长	是，否	\	A
病历信息	现病史	主要症状	醒后精神体力无明显恢复	是，否	\	A
病历信息	现病史	主要症状	注意力不集中	是，否	\	A
病历信息	现病史	主要症状	记忆力减退	是，否	\	A
病历信息	现病史	主要症状	反应迟钝	是，否	\	A
病历信息	现病史	主要症状	晨起口干	是，否	\	A
病历信息	现病史	主要症状	晨起咽喉异物感	是，否	\	A
病历信息	现病史	主要症状	晨起头痛	是，否	\	A
病历信息	现病史	主要症状	晨起血压升高	是，否	\	A
病历信息	现病史	主要症状	性功能障碍	是，否	\	A
病历信息	现病史	主要症状	夜尿次数增多	是，否	\	A
病历信息	现病史	主要症状	遗尿	是，否	\	A
病历信息	现病史	主要症状	烦躁	是，否	\	A
病历信息	现病史	主要症状	易怒	是，否	\	A
病历信息	现病史	主要症状	抑郁	是，否	\	A

数据集名称	模块名称	子模块名称	数据元名称	值域	单位	数据等级
病历信息	现病史	主要症状	性格改变	是，否	\	A
病历信息	现病史	主要症状	生长发育迟缓	是，否	\	A
病历信息	现病史	主要症状	颌面发育畸形	是，否	\	A
病历信息	现病史	主要症状	胸廓发育畸形	是，否	\	A
病历信息	现病史	\	学习成绩下降	是，否	\	A
病历信息	现病史	咽部症状	咽痛	是，否	\	B
病历信息	现病史	咽部症状	咽部烧灼感	是，否	\	B
病历信息	现病史	咽部症状	咽部阻塞感	是，否	\	B
病历信息	现病史	咽部症状	咽部贴附感	是，否	\	B
病历信息	现病史	咽部症状	咽部瘙痒感	是，否	\	B
病历信息	现病史	咽部症状	吞咽困难	是，否	\	C
病历信息	现病史	咽部症状	发声困难	是，否	\	C
病历信息	现病史	咽部症状	口齿不清	是，否	\	C
病历信息	现病史	咽部症状	开放性鼻音	是，否	\	C
病历信息	现病史	咽部症状	闭塞性鼻音	是，否	\	C
病历信息	现病史	咽部症状	咽喉反流	是，否	\	B
病历信息	现病史	咽部症状	刺激性咳嗽	是，否	\	B
病历信息	现病史	喉部症状	声嘶	是，否	\	B
病历信息	现病史	喉部症状	呼吸困难	是，否	\	C
病历信息	现病史	喉部症状	喉喘鸣	是，否	\	C
病历信息	现病史	喉部症状	喉痛	是，否	\	B
病历信息	现病史	喉部症状	喉痒	是，否	\	B

数据集名称	模块名称	子模块名称	数据元名称	值域	单位	数据等级
病历信息	现病史	喉部症状	频繁清嗓	是，否	\	B
病历信息	现病史	喉部症状	嗳气	是，否	\	B
病历信息	现病史	喉部症状	咯血	是，否	\	B
病历信息	现病史	喉部症状	气促	是，否	\	B
病历信息	现病史	鼻部症状	鼻塞	是，否	\	C
病历信息	现病史	鼻部症状	鼻溢液	是，否	\	C
病历信息	现病史	鼻部症状	鼻痒	是，否	\	C
病历信息	现病史	鼻部症状	喷嚏	是，否	\	C
病历信息	现病史	鼻部症状	鼻出血	是，否	\	C
病历信息	现病史	鼻部症状	鼻干燥	是，否	\	C
病历信息	现病史	鼻部症状	嗅觉障碍	是，否	\	C
病历信息	现病史	耳部症状	耳痛	是，否	\	C
病历信息	现病史	耳部症状	耳溢液	是，否	\	C
病历信息	现病史	耳部症状	耳聋	是，否	\	C
病历信息	现病史	耳部症状	耳鸣	是，否	\	C
病历信息	现病史	耳部症状	眩晕	是，否	\	C
病历信息	现病史	耳部症状	耳闷塞感	是，否	\	C
病历信息	现病史	眼部症状	失明	是，否	\	C
病历信息	现病史	眼部症状	复视	是，否	\	C
病历信息	现病史	眼部症状	视物模糊	是，否	\	C
病历信息	现病史	眼部症状	视野缺损	是，否	\	C
病历信息	现病史	眼部症状	眼球突出	是，否	\	C

数据集名称	模块名称	子模块名称	数据元名称	值域	单位	数据等级
病历信息	现病史	眼部症状	眼球活动受限	是，否	\	C
病历信息	现病史	气管、支气管相关症状	咳嗽	是，否	\	B
病历信息	现病史	气管、支气管相关症状	咳痰	是，否	\	B
病历信息	现病史	气管、支气管相关症状	咯血	是，否	\	B
病历信息	现病史	气管、支气管相关症状	喘鸣	是，否	\	B
病历信息	现病史	气管、支气管相关症状	哮鸣	是，否	\	B
病历信息	现病史	气管、支气管相关症状	胸痛	是，否	\	B
病历信息	现病史	食管相关症状	吞咽疼痛	是，否	\	B
病历信息	现病史	食管相关症状	呕血	是，否	\	B
病历信息	现病史	一般症状	发热	是，否	\	C
病历信息	现病史	一般症状	畏寒	是，否	\	C
病历信息	现病史	一般症状	恶心	是，否	\	C
病历信息	现病史	一般症状	呕吐	是，否	\	C
病历信息	现病史	一般症状	胸闷	是，否	\	C
病历信息	现病史	一般症状	食欲情况	佳，一般，差	\	B
病历信息	现病史	一般症状	精神状态	佳，一般，差	\	B
病历信息	既往史	既往诊疗经过	既往治疗史	有，无	\	A
病历信息	既往史	既往诊疗经过	睡眠监测检查	有，无	\	A
病历信息	既往史	既往诊疗经过	睡眠监测情况	\	\	A
病历信息	既往史	既往诊疗经过	佩戴呼吸机	是，否	\	A
病历信息	既往史	既往诊疗经过	佩戴呼吸机类型	持续气道正压通气（CPAP），自动气道正压通气（APAP）	\	A
病历信息	既往史	既往诊疗经过	佩戴呼吸机时间	\	年，月，日	A

数据集名称	模块名称	子模块名称	数据元名称	值域	单位	数据等级
病历信息	既往史	既往诊疗经过	佩戴呼吸机后症状情况	改善，加重，维持	\	A
病历信息	既往史	既往诊疗经过	通过调整生活方式减重史	有，无	\	A
病历信息	既往史	既往诊疗经过	通过调整生活方式减重时间	\	年，月，日	A
病历信息	既往史	既往诊疗经过	通过调整生活方式减重后症状情况	改善，加重，维持	\	A
病历信息	既往史	既往诊疗经过	既往手术治疗	是，否	\	A
病历信息	既往史	既往诊疗经过	既往手术名称	\	\	A
病历信息	既往史	既往诊疗经过	既往手术时间	\	年，月，日	A
病历信息	既往史	既往诊疗经过	既往手术治疗后症状情况	改善，加重，维持	\	A
病历信息	既往史	\	既往疾病史	有，无	\	A
病历信息	既往史	循环系统疾病	高血压	有，无	\	A
病历信息	既往史	循环系统疾病	高血压初次诊断时间	\	年，月，日	A
病历信息	既往史	循环系统疾病	心脏疾病名称	心力衰竭，心律失常，动脉粥样硬化和冠状动脉粥样硬化性心脏病，心肌疾病，先天性心血管病，瓣膜性心脏病，心包疾病，心内膜炎，心搏骤停与猝死，其他	\	A
病历信息	既往史	神经精神系统	脑血管疾病名称	缺血性脑血管病，出血性脑血管病，头颈部动脉粥样硬化、狭窄或闭塞（未导致脑梗死），高血压脑病，颅内动脉瘤，颅内血管畸形，脑血管炎，其他脑血管疾病，颅内静脉系统血栓形成，无急性局灶性神经功能缺损症状的脑血管病，脑卒中后遗症，血管性认知障碍，脑卒中后情感障碍	\	A
病历信息	既往史	内分泌系统疾病	血脂异常	高甘油三酯，高胆固醇，高低密度脂蛋白，低高密度脂蛋白，其他	\	A

数据集名称	模块名称	子模块名称	数据元名称	值域	单位	数据等级
病历信息	既往史	内分泌系统疾病	糖尿病	1 型糖尿病，2 型糖尿病，妊娠糖尿病，其他特殊类型糖尿病	\	A
病历信息	既往史	内分泌系统疾病	甲状腺疾病名称	甲状腺肿，甲状腺功能亢进症，甲状腺功能减退症	\	A
病历信息	既往史	消化系统疾病	胃食管反流	有，无	\	A
病历信息	既往史	消化系统疾病	消化性溃疡	有，无	\	B
病历信息	既往史	\	传染病史	有，无	\	C
病历信息	既往史	\	传染性疾病名称	肝炎，梅毒，淋病，尖锐湿疣，结核，艾滋病，新型冠状病毒感染，其他	\	C
病历信息	既往史	\	肿瘤病史	有，无	\	B
病历信息	既往史	\	其他既往疾病名称	癫痫，阿尔茨海默病，帕金森病，抑郁症，癔症，精神分裂症，物质成瘾，精神系统疾病，肝硬化，哮喘，慢性阻塞性肺疾病，呼吸衰竭，其他	\	C
病历信息	既往史	\	既往疾病初次诊断时间	\	年，月，日	A
病历信息	既往史	\	既往疾病治疗方式	药物治疗，手术治疗，未治疗，其他	\	A
病历信息	既往史	\	既往疾病用药名称	\	\	A
病历信息	既往史	\	既往疾病手术名称	\	\	A
病历信息	既往史	\	既往疾病治疗情况	良好，无效，一般	\	A
病历信息	既往史	\	外伤史	有，无	\	C
病历信息	既往史	\	手术史	有，无	\	C
病历信息	既往史	\	手术名称	\	\	C
病历信息	既往史	\	手术日期	\	年，月，日	C
病历信息	既往史	\	输血史	有，无	\	C

数据集名称	模块名称	子模块名称	数据元名称	值域	单位	数据等级
病历信息	既往史	\	食物及药物过敏史	有，无	\	C
病历信息	既往史	\	过敏食物及药物名称	\	\	C
病历信息	个人史	\	出生地或长期居留地	\	\	C
病历信息	个人史	\	地方病流行区	是，否	\	C
病历信息	个人史	\	服用药物嗜好	有，无	\	C
病历信息	个人史	\	吸烟史	有，无	\	A
病历信息	个人史	\	饮酒史	有，无	\	A
病历信息	个人史	\	工业毒物、粉尘接触或中毒史	有，无	\	C
病历信息	个人史	\	放射性物质接触史	有，无	\	C
病历信息	个人史	\	冶游史	有，无	\	C
病历信息	月经史	\	月经初潮年龄	\		B
病历信息	月经史	\	月经周期	\	天	B
病历信息	月经史	\	经期天数	\	天	B
病历信息	月经史	\	经血的量	过少，少量，正常，适中，大量，过多	\	B
病历信息	月经史	\	经血的颜色	鲜红色，暗红色，咖啡色，橘红色，粉红色		B
病历信息	月经史	\	血块	有，无	\	B
病历信息	月经史	\	痛经	有，无	\	B
病历信息	月经史	\	白带	有，无	\	B
病历信息	月经史	\	末次月经日期	\	年，月，日	B
病历信息	月经史	\	闭经年龄	\	岁	B
病历信息	婚育史	\	婚姻状况	未婚，已婚，离婚，丧偶，其他	\	B
病历信息	婚育史	\	配偶是否健康	是，否	\	B

数据集名称	模块名称	子模块名称	数据元名称	值域	单位	数据等级
病历信息	婚育史	\	夫妻关系	和谐，不和谐	\	B
病历信息	婚育史	\	足月分娩数	\	次	B
病历信息	婚育史	\	早产次数	\	次	B
病历信息	婚育史	\	自然流产或人工流产术次数	\	次	B
病历信息	婚育史	\	生育子女数	\	人	B
病历信息	婚育史	\	是否实施计划生育措施	有，无	\	B
病历信息	婚育史	妊娠期疾病	妊娠高血压	有，无	\	A
病历信息	婚育史	妊娠期疾病	妊娠糖尿病	有，无	\	A
病历信息	家族史	\	家族性疾病史	有，无	\	B
病历信息	家族史	\	家族性疾病名称	高血压，糖尿病，冠心病，肺源性心脏病，癌症，传染病，其他	\	A
病历信息	家族史	\	OSA 家族史	有，无	\	A

第三部分 体 格 检 查

模块名称	参考标准
体格检查	《内科学》，第9版，人民卫生出版社 《外科学》，第9版，人民卫生出版社 《诊断学》，第9版，人民卫生出版社 《耳鼻咽喉头颈外科学》，第9版，人民卫生出版社 中华人民共和国卫生行业标准 WS 445.12—2014 电子病历基本数据集 第12部分：入院记录 《成人阻塞性睡眠呼吸暂停多学科诊疗指南》. 中华医学杂志，2018，98（24）：1902—1914

数据集名称	模块名称	子模块名称	数据元名称	值域	单位	数据等级
体格检查	一般检查	生命体征	体温	\	℃	A
体格检查	一般检查	生命体征	呼吸	\	次/分	A
体格检查	一般检查	生命体征	脉搏	\	次/分	A
体格检查	一般检查	生命体征	血压	\	mmHg	A
体格检查	一般检查	营养状态	身高	\	cm	A
体格检查	一般检查	营养状态	体重	\	kg	A
体格检查	一般检查	营养状态	体重指数（BMI）	\	kg/m^2	A
体格检查	一般检查	一般体征	颈围	\	cm	B
体格检查	一般检查	一般体征	胸围	\	cm	B
体格检查	一般检查	一般体征	肘围	\	cm	B

数据集名称	模块名称	子模块名称	数据元名称	值域	单位	数据等级
体格检查	一般检查	一般体征	腰围	\	cm	B
体格检查	一般检查	一般体征	臀围	\	cm	B
体格检查	一般检查	一般体征	腰／臀比	\	\	B
体格检查	一般检查	一般体征	体表面积	\	mm^2	B
体格检查	一般检查	头部体征	头颅畸形	有，无		C
体格检查	一般检查	头部体征	眼球凹陷	有，无	\	C
体格检查	一般检查	头部体征	眼球突出	有，无	\	C
体格检查	一般检查	心脏体征	心率	\	次／分	A
体格检查	一般检查	心脏体征	病理性杂音	有，无	\	A
体格检查	一般检查	胸部体征	胸廓对称	是，否	\	B
体格检查	一般检查	胸部体征	呼吸音	清音，浊音，鼓音	\	B
体格检查	一般检查	腹部体征	肝区叩击痛	有，无	\	B
体格检查	一般检查	腹部体征	移动性浊音	有，无	\	B
体格检查	一般检查	腹部体征	肝压痛	是，否	\	B
体格检查	一般检查	腹部体征	脾触诊	未触及，触及	\	B
体格检查	一般检查	神经系统体征	生理反射	存在，消失	\	B
体格检查	一般检查	神经系统体征	病理反射	存在，消失	\	B
体格检查	专科检查	面部体征	面部畸形	有，无	\	A
体格检查	专科检查	面部体征	腺样体面容	是，否	\	A
体格检查	专科检查	面部体征	上颌骨变长	是，否	\	A
体格检查	专科检查	面部体征	腭骨高拱	是，否	\	A
体格检查	专科检查	面部体征	牙列不齐	是，否	\	A

数据集名称	模块名称	子模块名称	数据元名称	值域	单位	数据等级
体格检查	专科检查	面部体征	上切牙突出	是，否	\	A
体格检查	专科检查	面部体征	唇厚	是，否	\	A
体格检查	专科检查	面部体征	缺乏表情	是，否	\	A
体格检查	专科检查	鼻部体征	鼻外观畸形	是，否	\	A
体格检查	专科检查	鼻部体征	鼻前庭红肿	是，否	\	A
体格检查	专科检查	鼻部体征	鼻腔黏膜	充血，苍白，水肿，萎缩	\	A
体格检查	专科检查	鼻部体征	鼻中隔	左偏，右偏，不规则偏曲，居中，穿孔	\	A
体格检查	专科检查	鼻部体征	总鼻道	通畅，分泌物，新生物	\	A
体格检查	专科检查	鼻部体征	中鼻道	通畅，分泌物，新生物	\	A
体格检查	专科检查	鼻部体征	嗅裂	通畅，分泌物，新生物	\	A
体格检查	专科检查	鼻部体征	鼻腔分泌物	有，无	\	A
体格检查	专科检查	鼻部体征	鼻腔分泌物性状	水样，清亮，黏液性，脓性，血性	\	A
体格检查	专科检查	鼻部体征	鼻腔分泌物检查部位	总鼻道，下鼻道，中鼻道，嗅裂	\	A
体格检查	专科检查	鼻部体征	下鼻甲	正常，肥大，水肿，充血，萎缩	\	A
体格检查	专科检查	鼻部体征	中鼻甲	正常，肥大，水肿，充血，萎缩	\	A
体格检查	专科检查	鼻部体征	鼻咽部新生物	有，无	\	A
体格检查	专科检查	鼻部体征	鼻咽隆起部位	顶后壁，侧壁，咽隐窝	\	A
体格检查	专科检查	鼻部体征	鼻咽部分泌物	有，无	\	A
体格检查	专科检查	鼻部体征	鼻咽部分泌物性状	水样，清亮，黏液性，脓性，血性，其他	\	A
体格检查	专科检查	鼻部体征	腺样体	肥大，不明显，残留	\	A

数据集名称	模块名称	子模块名称	数据元名称	值域	单位	数据等级
体格检查	专科检查	鼻部体征	鼻咽黏膜	光滑，粗糙，溃疡	\	A
体格检查	专科检查	鼻部体征	后鼻孔分泌物	有，无	\	A
体格检查	专科检查	鼻部体征	后鼻孔分泌物性状	水样，清亮，黏液性，脓性，血性，其他	\	A
体格检查	专科检查	鼻部体征	下鼻甲后端突出后鼻孔	是，否	\	A
体格检查	专科检查	鼻部体征	下鼻甲后端突出后鼻孔的位置	左侧，右侧	\	A
体格检查	专科检查	耳部体征	双侧耳廓形态对称	是，否	\	B
体格检查	专科检查	耳部体征	畸形	是，否	\	B
体格检查	专科检查	耳部体征	耳廓缺损	是，否	\	B
体格检查	专科检查	耳部体征	耳周红肿	是，否	\	B
体格检查	专科检查	耳部体征	耳周瘘口	是，否	\	B
体格检查	专科检查	耳部体征	耳周瘢痕	是，否	\	B
体格检查	专科检查	耳部体征	耳周新生物	是，否	\	B
体格检查	专科检查	耳部体征	外耳道口闭锁	是，否	\	B
体格检查	专科检查	耳部体征	外耳道口狭窄	是，否	\	B
体格检查	专科检查	耳部体征	外耳道口新生物	是，否	\	B
体格检查	专科检查	耳部体征	外耳道口瘘口	是，否	\	B
体格检查	专科检查	耳部体征	外耳道皮肤红肿	是，否	\	B
体格检查	专科检查	耳部体征	外耳道皮肤糜烂	是，否	\	B
体格检查	专科检查	耳部体征	外耳道异常分泌物	是，否	\	B
体格检查	专科检查	耳部体征	外耳道压痛	是，否	\	B

数据集名称	模块名称	子模块名称	数据元名称	值域	单位	数据等级
体格检查	专科检查	耳部体征	外耳道分泌物	有，无	\	B
体格检查	专科检查	耳部体征	外耳道分泌物性状	清亮，脓性，脓血性，其他	\	B
体格检查	专科检查	耳部体征	耳后肿胀	是，否	\	B
体格检查	专科检查	耳部体征	耳周淋巴结肿大	是，否	\	B
体格检查	专科检查	耳部体征	外耳道异味	是，否	\	B
体格检查	专科检查	耳部体征	外耳道耵聍栓塞	是，否	\	B
体格检查	专科检查	耳部体征	外耳道骨段后上壁塌陷	是，否	\	B
体格检查	专科检查	耳部体征	鼓膜充血	是，否	\	B
体格检查	专科检查	耳部体征	鼓膜肿胀	是，否	\	B
体格检查	专科检查	耳部体征	鼓膜钙化	是，否	\	B
体格检查	专科检查	耳部体征	鼓膜增厚	是，否	\	B
体格检查	专科检查	耳部体征	鼓膜内陷	是，否	\	B
体格检查	专科检查	耳部体征	鼓膜萎缩变薄	是，否	\	B
体格检查	专科检查	耳部体征	鼓室积液	是，否	\	A
体格检查	专科检查	耳部体征	鼓室黏膜充血	是，否	\	B
体格检查	专科检查	耳部体征	鼓室黏膜水肿	是，否	\	B
体格检查	专科检查	耳部体征	鼓室内肉芽	是，否	\	B
体格检查	专科检查	耳部体征	鼓室内息肉	是，否	\	B
体格检查	专科检查	耳部体征	鼓室内胆脂瘤	是，否	\	B
体格检查	专科检查	耳部体征	林纳（Rinne）试验	（+），（−），（±），未做	\	A
体格检查	专科检查	耳部体征	韦伯（Weber）试验	（+），（−），（±），未做	\	A
体格检查	专科检查	耳部体征	施瓦巴赫（Schwabach）试验	（+），（−），（±），未做	\	A

数据集名称	模块名称	子模块名称	数据元名称	值域	单位	数据等级
体格检查	专科检查	耳部体征	盖莱（Gelle）试验	（+），（−），（±），未做	\	A
体格检查	专科检查	咽喉部体征	软腭黏膜	正常，充血，溃疡，缺损，膨隆，新生物，其他	\	A
体格检查	专科检查	咽喉部体征	腭咽弓黏膜	正常，充血，水肿，溃疡，瘢痕，粘连，其他	\	A
体格检查	专科检查	咽喉部体征	腭舌弓黏膜	正常，充血，水肿，溃疡，瘢痕，粘连，其他	\	A
体格检查	专科检查	咽喉部体征	扁桃体萎缩	是，否	\	A
体格检查	专科检查	咽喉部体征	扁桃体肿大	是，否	\	A
体格检查	专科检查	咽喉部体征	扁桃体分度	0度，1度，2度，3度，4度	\	A
体格检查	专科检查	咽喉部体征	扁桃体分泌物	有，无	\	A
体格检查	专科检查	咽喉部体征	扁桃体分泌物性状	脓性，血性，结石样，豆渣样，其他	\	A
体格检查	专科检查	咽喉部体征	咽后壁黏膜	正常，淋巴滤泡增生，黏膜肥厚，黏膜皱襞	\	A
体格检查	专科检查	咽喉部体征	咽后壁滤泡增大	是，否	\	A
体格检查	专科检查	咽喉部体征	咽后壁分泌物	有，无	\	A
体格检查	专科检查	咽喉部体征	咽后壁分泌物性状	水样，清亮，黏性，脓性，血性	\	A
体格检查	专科检查	咽喉部体征	咽侧索情况	正常，肥厚，皱襞	\	A
体格检查	专科检查	咽喉部体征	舌位	1度，2度，3度，4度	\	A
体格检查	专科检查	咽喉部体征	下咽腔狭窄	是，否	\	A
体格检查	专科检查	咽喉部体征	下咽腔黏膜	光滑，粗糙，溃疡	\	A
体格检查	专科检查	咽喉部体征	下咽腔分泌物	有，无	\	A

数据集名称	模块名称	子模块名称	数据元名称	值域	单位	数据等级
体格检查	专科检查	咽喉部体征	下咽腔分泌物性状	水样，清亮，黏性，脓性，血性，其他	\	A
体格检查	专科检查	咽喉部体征	喉外部畸形	是，否	\	A
体格检查	专科检查	咽喉部体征	喉外部肿胀	是，否	\	A
体格检查	专科检查	咽喉部体征	喉外部触痛	是，否	\	A
体格检查	专科检查	咽喉部体征	喉黏膜充血	是，否	\	A
体格检查	专科检查	咽喉部体征	喉黏膜水肿	是，否	\	A
体格检查	专科检查	咽喉部体征	喉黏膜增厚	是，否	\	A
体格检查	专科检查	咽喉部体征	喉黏膜溃疡	是，否	\	A
体格检查	专科检查	咽喉部体征	喉黏膜瘢痕	是，否	\	A
体格检查	专科检查	咽喉部体征	喉黏膜异物	是，否	\	A
体格检查	专科检查	咽喉部体征	会厌	正常，红肿，溃疡，局部隆起，新生物	\	A
体格检查	专科检查	咽喉部体征	会厌谷	正常，红肿，溃疡，囊肿，局部隆起，新生物	\	A
体格检查	专科检查	咽喉部体征	梨状窝对称	是，否	\	A
体格检查	专科检查	咽喉部体征	梨状窝黏膜	正常，红肿，溃疡，囊肿，局部隆起，新生物	\	A
体格检查	专科检查	咽喉部体征	梨状窝对称	是，否	\	A
体格检查	专科检查	咽喉部体征	梨状窝积液	有，无	\	A
体格检查	专科检查	咽喉部体征	梨状窝检查部位	左侧，右侧，双侧	\	A
体格检查	专科检查	咽喉部体征	双侧室带对称	是，否	\	A
体格检查	专科检查	咽喉部体征	室带	正常，红肿，溃疡，囊肿，局部隆起，新生物	\	A
体格检查	专科检查	咽喉部体征	室带检查部位	左侧，右侧，双侧	\	A

数据集名称	模块名称	子模块名称	数据元名称	值域	单位	数据等级
体格检查	专科检查	咽喉部体征	喉室新生物	有，无	\	A
体格检查	专科检查	咽喉部体征	喉室新生物检查部位	左侧，右侧，双侧	\	A
体格检查	专科检查	咽喉部体征	环后区	正常，红肿，溃疡，囊肿，局部隆起，新生物	\	A
体格检查	专科检查	咽喉部体征	声带活动	正常，受限，单侧麻痹，双侧麻痹	\	A
体格检查	专科检查	咽喉部体征	声带活动检查部位	左侧，右侧，双侧	\	A
体格检查	专科检查	咽喉部体征	声带闭合	良好，闭合不全	\	A
体格检查	专科检查	咽喉部体征	声带闭合检查部位	左侧，右侧，双侧	\	A
体格检查	专科检查	咽喉部体征	声带黏膜	正常，红肿，溃疡，局部隆起，新生物	\	A
体格检查	专科检查	咽喉部体征	声带黏膜检查部位	左侧，右侧，双侧	\	A
体格检查	专科检查	咽喉部体征	杓状软骨活动	正常，固定，脱位	\	A
体格检查	专科检查	咽喉部体征	杓状软骨活动检查部位	左侧，右侧，双侧	\	A
体格检查	专科检查	咽喉部体征	杓状软骨新生物	有，无	\	A
体格检查	专科检查	咽喉部体征	杓状软骨新生物位置	左侧，右侧，双侧	\	A
体格检查	专科检查	颈部体征	斜颈	是，否	\	B
体格检查	专科检查	颈部体征	颈部强直	是，否	\	B
体格检查	专科检查	颈部体征	颈部活动受限	是，否	\	B
体格检查	专科检查	颈部体征	颈部血管异常搏动	是，否	\	B
体格检查	专科检查	颈部体征	颈部皮肤肿胀	是，否	\	A
体格检查	专科检查	颈部体征	颈部皮肤瘘管	是，否	\	B
体格检查	专科检查	颈部体征	颈部皮肤溃烂	是，否	\	B

数据集名称	模块名称	子模块名称	数据元名称	值域	单位	数据等级
体格检查	专科检查	颈部体征	颈部包块隆起	是，否	\	B
体格检查	专科检查	颈部体征	颈部包块压痛	是，否	\	B
体格检查	专科检查	颈部体征	颈部包块位置	耳前，耳后，颈侧，颌下，颏下，其他	\	B
体格检查	专科检查	颈部体征	颈部包块随吞咽上下移动	是，否	\	B
体格检查	专科检查	颈部体征	腮腺肿大	是，否	\	B
体格检查	专科检查	颈部体征	下颌下腺肿大	是，否	\	B
体格检查	专科检查	颈部体征	甲状腺肿大	是，否	\	B
体格检查	专科检查	颈部体征	颈部淋巴结肿大	是，否	\	B
体格检查	专科检查	颈部体征	淋巴结肿大区域	I 区，II 区，III 区，IV 区，V 区，VI 区	\	B
体格检查	专科检查	颈部体征	甲状腺区血管杂音	有，无	\	B

第四部分　实验室检查

模块名称	参考标准
分类	中华人民共和国卫生行业标准 WS 445.10—2014 电子病历基本数据集 第 10 部分：住院病案首页 中华人民共和国卫生行业标准 WS 445.12—2014 电子病历基本数据集 第 12 部分：入院记录 《诊断学》，第 9 版，人民卫生出版社 《临床基础检验学技术》第 6 版，人民卫生出版社 《中华医学百科全书公共卫生学卫生检验学》，中国协和医科大学出版社 《医学影像诊断学》，第 4 版，人民卫生出版社

数据集名称	模块名称	子模块名称	数据元名称	值域	单位	数据等级
实验室检查	一般检验	超敏 C 反应蛋白（Hs-CRP）测定	Hs-CRP	\	mg/L	A
实验室检查	一般检验	C 反应蛋白（CRP）	CRP	\	mg/L	A
实验室检查	一般检验	空腹血糖	空腹血糖	\	mmol/L	A
实验室检查	一般检验	餐后 2 小时血糖	餐后 2 小时血糖	\	mmol/L	A
实验室检查	一般检验	糖化血红蛋白	糖化血红蛋白（HbA1c）	\	%	A
实验室检查	一般检验	心血管病风险组合	游离脂肪酸（FFA）	\	mmol/L	B
实验室检查	一般检验	心血管病风险组合	血同型半胱氨酸测定（Hcy）	\	μmol/L	B
实验室检查	一般检验	血清降钙素原（PCT）检查	PCT	\	ng/ml	A

数据集名称	模块名称	子模块名称	数据元名称	值域	单位	数据等级
实验室检查	一般检验	血细胞五分类	白细胞	\	/L	A
实验室检查	一般检验	血细胞五分类	中性粒细胞百分比	\	%	B
实验室检查	一般检验	血细胞五分类	淋巴细胞百分比	\	%	A
实验室检查	一般检验	血细胞五分类	单核细胞百分比	\	%	A
实验室检查	一般检验	血细胞五分类	嗜酸性粒细胞百分比	\	%	A
实验室检查	一般检验	血细胞五分类	嗜碱性粒细胞百分比	\	%	A
实验室检查	一般检验	血细胞五分类	中性粒细胞计数	\	/L	A
实验室检查	一般检验	血细胞五分类	淋巴细胞计数	\	/L	A
实验室检查	一般检验	血细胞五分类	单核细胞计数	\	/L	A
实验室检查	一般检验	血细胞五分类	嗜酸性粒细胞计数	\	/L	A
实验室检查	一般检验	血细胞五分类	嗜碱性粒细胞计数	\	/L	B
实验室检查	一般检验	血细胞五分类	红细胞计数	\	/L	B
实验室检查	一般检验	血细胞五分类	血红蛋白浓度	\	g/L	A
实验室检查	一般检验	血细胞五分类	红细胞压积	\	%	A
实验室检查	一般检验	血细胞五分类	平均红细胞血红蛋白浓度	\	g/L	A
实验室检查	一般检验	血细胞五分类	平均红细胞血红蛋白含量	\	pg	A
实验室检查	一般检验	血细胞五分类	RBC 分布宽度变异系数（RDW-CV）	\	%	A
实验室检查	一般检验	血细胞五分类	RBC 分布宽度标准差（RDW-SD）	\	%	A
实验室检查	一般检验	血细胞五分类	血小板（PLT）	\	/L	A
实验室检查	一般检验	血细胞五分类	血小板压积（PCT）	\	%	A

数据集名称	模块名称	子模块名称	数据元名称	值域	单位	数据等级
实验室检查	一般检验	血细胞五分类	平均血小板体积	\	fl	A
实验室检查	一般检验	血细胞五分类	血小板分布宽度	\	%	A
实验室检查	一般检验	血细胞五分类	大血小板百分率	\	%	A
实验室检查	一般检验	血细胞五分类	有核红细胞百分比	\	/L	A
实验室检查	一般检验	血细胞五分类	有核红细胞计数	\	%	A
实验室检查	一般检验	血型检验	ABO 血型	A 型，B 型，AB 型，O 型	\	A
实验室检查	一般检验	血型检验	Rh（D）	阴性，阳性	\	A
实验室检查	一般检验	凝血功能	凝血酶原时间（PT）	\	秒	B
实验室检查	一般检验	凝血功能	凝血酶原活动度（PTA）	\	%	B
实验室检查	一般检验	凝血功能	国际标准化比值（INR 值）	\	\	B
实验室检查	一般检验	凝血功能	活化部分凝血活酶时间（APTT）	\	秒	B
实验室检查	一般检验	凝血功能	凝血酶时间（TT）	\	秒	B
实验室检查	一般检验	凝血功能	纤维蛋白原（FIB）	\	g/L	B
实验室检查	一般检验	心肌梗死组合	肌酸激酶同工酶（CK-MB）	\	ng/ml	A
实验室检查	一般检验	心肌梗死组合	肌红蛋白(肌血球素)（MYO）	\	μg/L	A
实验室检查	一般检验	心肌梗死组合	高敏肌钙蛋白 T（TnT-T）	\	ng/ml	A
实验室检查	一般检验	尿常规	颜色	透明，淡黄色，黄色，乳白色，血红色，其他	\	B
实验室检查	一般检验	尿常规	浊度	清晰，浑浊，其他	\	B
实验室检查	一般检验	尿常规	pH	\	\	B
实验室检查	一般检验	尿常规	比重	\	\	B
实验室检查	一般检验	尿常规	尿粒细胞酯酶	阴性（-），阳性（+），阳性（++），阳性（+++）	\	B
实验室检查	一般检验	尿常规	尿亚硝酸盐	阴性（-），阳性（+），阳性（++），阳性（+++）	\	B

数据集名称	模块名称	子模块名称	数据元名称	值域	单位	数据等级
实验室检查	一般检验	尿常规	尿糖	阴性(−),阳性(+),阳性(++),阳性(+++)	\	B
实验室检查	一般检验	尿常规	尿蛋白	阴性(−),阳性(+),阳性(++),阳性(+++)	\	B
实验室检查	一般检验	尿常规	尿酮体	阴性(−),阳性(+),阳性(++),阳性(+++)	\	B
实验室检查	一般检验	尿常规	尿胆红素	阴性(−),阳性(+),阳性(++),阳性(+++)	\	B
实验室检查	一般检验	尿常规	尿胆原	阴性(−),阳性(+),阳性(++),阳性(+++)	\	B
实验室检查	一般检验	尿常规	尿隐血	阴性(−),阳性(+),阳性(++),阳性(+++)	\	B
实验室检查	一般检验	尿常规	维生素 C	阴性(−),阳性(+),阳性(++),阳性(+++)	\	B
实验室检查	一般检验	尿常规	红细胞	\	个/μl	B
实验室检查	一般检验	尿常规	白细胞	\	个/μl	B
实验室检查	一般检验	尿常规	鳞状上皮细胞	\	个/μl	B
实验室检查	一般检验	尿常规	非鳞状上皮细胞	\	个/μl	B
实验室检查	一般检验	尿常规	透明管型	\	个/μl	B
实验室检查	一般检验	尿常规	病理管型	\	个/μl	B
实验室检查	一般检验	尿常规	结晶	\	个/μl	B
实验室检查	一般检验	尿常规	细菌	\	个/μl	B
实验室检查	一般检验	尿常规	黏液丝	\	个/μl	B
实验室检查	一般检验	心肌酶组合	肌酸激酶(CK)	\	ng/ml	A
实验室检查	一般检验	心肌酶组合	肌酸激酶同工酶(CK-MB)	\	ng/ml	A
实验室检查	一般检验	心肌酶组合	天冬氨酸转氨酶(AST)	\	U/L	A
实验室检查	一般检验	心肌酶组合	乳酸脱氢酶(LDH)	\	U/L	A
实验室检查	一般检验	粪便常规+隐血+转铁蛋白组合	寄生虫	阴性(−),阳性(+),阳性(++),阳性(+++)	\	B
实验室检查	一般检验	粪便常规+隐血+转铁蛋白组合	阿米巴镜检	阴性(−),阳性(+),阳性(++),阳性(+++)	\	B

数据集名称	模块名称	子模块名称	数据元名称	值域	单位	数据等级
实验室检查	一般检验	粪便常规+隐血+转铁蛋白组合	寄生虫卵	阴性（-），阳性（+），阳性（++），阳性（+++）	\	B
实验室检查	一般检验	粪便常规+隐血+转铁蛋白组合	血红蛋白浓度	\	g/L	B
实验室检查	一般检验	粪便常规+隐血+转铁蛋白组合	转铁蛋白	阴性（-），阳性（+），阳性（++），阳性（+++）	\	B
实验室检查	一般检验	粪便常规+隐血+转铁蛋白组合	白细胞	阴性（-），阳性（+），阳性（++），阳性（+++）	\	B
实验室检查	一般检验	粪便常规+隐血+转铁蛋白组合	红细胞	阴性（-），阳性（+），阳性（++），阳性（+++）	\	B
实验室检查	一般检验	基础代谢生化组合 I + II	丙氨酸转氨酶（ALT）	\	U/L	B
实验室检查	一般检验	基础代谢生化组合 I + II	AST	\	U/L	B
实验室检查	一般检验	基础代谢生化组合 I + II	碱性磷酸酶（ALP）	\	U/L	B
实验室检查	一般检验	基础代谢生化组合 I + II	总蛋白（ALB）	\	g/L	A
实验室检查	一般检验	基础代谢生化组合 I + II	白蛋白（ALB）	\	g/L	A
实验室检查	一般检验	基础代谢生化组合 I + II	球蛋白（GLB）	\	g/L	A
实验室检查	一般检验	基础代谢生化组合 I + II	白/球比	\	\	A

数据集名称	模块名称	子模块名称	数据元名称	值域	单位	数据等级
实验室检查	一般检验	基础代谢生化组合 I + II	总胆红素（TBIL）	\	μmol/L	B
实验室检查	一般检验	基础代谢生化组合 I + II	钙（Ca）	\	μmol/L	A
实验室检查	一般检验	基础代谢生化组合 I + II	磷（PHOS）	\	μmol/L	A
实验室检查	一般检验	血脂组合	总胆固醇（TC）	\	mmol/L	A
实验室检查	一般检验	血脂组合	甘油三酯（TG）	\	mmol/L	A
实验室检查	一般检验	血脂组合	高密度脂蛋白胆固醇（HDL-Ch）	\	mmol/L	A
实验室检查	一般检验	血脂组合	低密度脂蛋白胆固醇（LDL-C）	\	mmol/L	A
实验室检查	一般检验	血脂组合	载脂蛋白 A1（Apo A1）	\	g/L	A
实验室检查	一般检验	血脂组合	载脂蛋白 B（Apo B）	\	g/L	A
实验室检查	一般检验	血脂组合	Apo A/Apo B	\	\	A
实验室检查	一般检验	血脂组合	载脂蛋白 E（Apo E）	\	g/L	A
实验室检查	一般检验	血脂组合	脂蛋白 a（LP-a）	\	mg/L	A
实验室检查	一般检验	基础代谢生化组合 I + II	钠（Na）	\	mmol/L	A
实验室检查	一般检验	基础代谢生化组合 I + II	钾（K）	\	mmol/L	A
实验室检查	一般检验	基础代谢生化组合 I + II	氯（Cl）	\	mmol/L	A
实验室检查	一般检验	基础代谢生化组合 I + II	二氧化碳（CO_2）	\	mmol/L	A

数据集名称	模块名称	子模块名称	数据元名称	值域	单位	数据等级
实验室检查	一般检验	基础代谢生化组合 I + II	葡萄糖（Glu）	\	mmol/L	A
实验室检查	一般检验	基础代谢生化组合 I + II	尿素（Urea）	\	mmol/L	A
实验室检查	一般检验	基础代谢生化组合 I + II	肌酐（Cre）	\	μmol/L	A
实验室检查	一般检验	基础代谢生化组合 I + II	尿酸（UA）	\	μmol/L	A
实验室检查	一般检验	基础代谢生化组合 I + II	阴离子间隙（AG）	\	mmol/L	A
实验室检查	一般检验	基础代谢生化组合 I + II	渗透压（Osm）	\	mOsm/L	A
实验室检查	一般检验	基础代谢生化组合 I + II	UREA/CREA	\	\	A
实验室检查	一般检验	感染筛查组合 1	乙型肝炎表面抗原（HBsAg）	\	IU/ml	B
实验室检查	一般检验	感染筛查组合 1	乙型肝炎表面抗体（HBsAb）	\	IU/L	B
实验室检查	一般检验	感染筛查组合 1	乙型肝炎 e 抗原（HBeAg）	\	S/CO	B
实验室检查	一般检验	感染筛查组合 1	乙型肝炎 e 抗体（HBeAb）	\	S/CO	B
实验室检查	一般检验	感染筛查组合 1	乙型肝炎核心抗体（HBcAb）	\	S/CO	B
实验室检查	一般检验	感染筛查组合 1	丙型肝炎病毒抗体（HCV-Ab）	\	S/CO	B
实验室检查	一般检验	感染筛查组合 1	人免疫缺陷病毒（HIV）Ⅰ型、Ⅱ型	\	S/CO	B
实验室检查	一般检验	感染筛查组合 1	梅毒螺旋体抗体	\	S/CO	B
实验室检查	一般检验	肝炎系列	甲型肝炎病毒（HAV-IgM）	阴性（－），阳性（＋）	\	B

数据集名称	模块名称	子模块名称	数据元名称	值域	单位	数据等级
实验室检查	一般检验	肝炎系列	乙型肝炎病毒核心抗体 IgM	阴性（-），阳性（+）	\	B
实验室检查	一般检验	肝炎系列	丙型肝炎病毒（HCV-IgG）	阴性（-），阳性（+）	\	B
实验室检查	一般检验	肝炎系列	丁型肝炎病毒（HDV-IgM）	阴性（-），阳性（+）	\	B
实验室检查	一般检验	肝炎系列	戊型肝炎病毒（HEV-IgM）	阴性（-），阳性（+）	\	B
实验室检查	一般检验	肝炎系列	庚型肝炎病毒（HGV-IgG）	阴性（-），阳性（+）	\	B
实验室检查	一般检验	乙型肝炎病毒（HBV）DNA 定量测定	DNA 测定（乙型肝炎病毒 HBV）	\	IU/ml	B
实验室检查	一般检验	甲状腺组合	促甲状腺素（TSH）	\	μIU/ml	A
实验室检查	一般检验	甲状腺组合	游离 T_3	\	pmol/L	A
实验室检查	一般检验	甲状腺组合	游离 T_4	\	pmol/L	A
实验室检查	一般检验	甲状腺组合	总 T_3	\	nmol/L	A
实验室检查	一般检验	甲状腺组合	总 T_4	\	nmol/L	A
实验室检查	一般检验	B 型钠尿肽前体测定	B 型钠尿肽前体测定	\	pg/ml	A
实验室检查	一般检验	皮质醇	皮质醇 8AM（早上 8：00）	\	μg/dl	A
实验室检查	一般检验	皮质醇	皮质醇 4PM（下午 4：00）	\	μg/dl	A
实验室检查	一般检验	皮质醇	皮质醇 0AM（0：00）	\	μg/dl	A
实验室检查	一般检验	促肾上腺皮质激素	促肾上腺皮质激素	\	pmol/L	A
实验室检查	一般检验	性激素	促黄体生成素	\	mIU/ml	A
实验室检查	一般检验	性激素	促卵泡刺激素	\	mIU/ml	A
实验室检查	一般检验	性激素	泌乳素	\	ng/ml	A
实验室检查	一般检验	性激素	孕酮	\	ng/ml	A
实验室检查	一般检验	性激素	雌二醇	\	pg/ml	A
实验室检查	一般检验	性激素	睾酮	\	ng/dl	A

数据集名称	模块名称	子模块名称	数据元名称	值域	单位	数据等级
实验室检查	一般检验	血气分析和酸碱度测定	二氧化碳总量（T-CO$_2$）	\	mmol/L	A
实验室检查	一般检验	血气分析和酸碱度测定	二氧化碳结合力（CO$_2$CP）	\	mmol/L	A
实验室检查	一般检验	血气分析和酸碱度测定	二氧化碳分压（PCO$_2$）	\	kPa	A
实验室检查	一般检验	血气分析和酸碱度测定	血氧含量（O$_2$CT）	\	mmol/L	A
实验室检查	一般检验	血气分析和酸碱度测定	动脉血氧分压（PaO$_2$）	\	kPa	A
实验室检查	一般检验	血气分析和酸碱度测定	50%血氧饱和度时的氧分压（P$_{50}$）	\	kPa	A
实验室检查	一般检验	血气分析和酸碱度测定	血氧饱和度（SaO$_2$ 或 SAT）	\	%	A
实验室检查	一般检验	血气分析和酸碱度测定	动脉血二氧化碳分压（PaCO$_2$）	\	kPa	A
实验室检查	一般检验	血气分析和酸碱度测定	血浆实际碳酸氢盐（AB）	\	mmol/L	A
实验室检查	一般检验	血气分析和酸碱度测定	血浆标准碳酸氢盐（SB 或 ST）	\	mmol/L	A
实验室检查	一般检验	血气分析和酸碱度测定	阴离子间隙（AG）	\	mmol/L	A
实验室检查	一般检验	血气分析和酸碱度测定	缓冲碱（BB）	\	mmol/L	A
实验室检查	一般检验	血气分析和酸碱度测定	剩余碱（BE）	\	mmol/L	A
实验室检查	一般检验	血气分析和酸碱度测定	肺泡-动脉氧分压差（A-aDO$_2$）	\	kPa	A
实验室检查	一般检验	血气分析和酸碱度测定	血液酸碱度（pH）	\	\	A
实验室检查	一般检验	血气分析和酸碱度测定	血液一氧化碳（CO）定性检查	阴性，阳性	\	A

第五部分　辅助检查

模块名称	参考标准
辅助检查	《诊断学》，第9版，人民卫生出版社
	《内科学》，第9版，人民卫生出版社
	《外科学》，第9版，人民卫生出版社
	《耳鼻咽喉头颈外科学》，第9版，人民卫生出版社
	《医学影像学》，第9版，人民卫生出版社
	《医学影像诊断学》，第4版，人民卫生出版社
	《临床基础检验学技术》，第6版，人民卫生出版社
	《口腔正畸学基础技术与临床》，人民卫生出版社
	《中华医学百科全书：公共卫生学　卫生检验学》中国协和医科大学出版社
	中华人民共和国卫生行业标准 WS 445.12—2014 电子病历基本数据集 第4部分：检查检验记录
	中华人民共和国卫生行业标准 WS 445.10—2014 电子病历基本数据集 第10部分：住院病案首页
	中华人民共和国卫生行业标准 WS 445.12—2014 电子病历基本数据集 第12部分：入院记录
	The AASM manual for the scoring of sleep and associated events. rules，terminology and technical specifications. Version 2.3. Darien，IL：American Academy of Sleep Medicine，2016.

数据集名称	模块名称	子模块名称	数据元名称	值域	单位	数据等级
辅助检查	心电图	\	心率	\	次/分	A
辅助检查	心电图	\	心房率	\	次/分	B
辅助检查	心电图	\	PR 间期	\	毫秒	C
辅助检查	心电图	\	QRS 持续时间	\	毫秒	C
辅助检查	心电图	\	QT 间期	\	毫秒	C
辅助检查	心电图	\	QTc	\	毫秒	C
辅助检查	心电图	\	P 电轴	\	°	C
辅助检查	心电图	\	R 电轴	\	°	C
辅助检查	心电图	\	T 电轴	\	°	C
辅助检查	心电图	\	RV_5 导联的 R 波	\	mV	C
辅助检查	心电图	\	RV_1 导联的 S 波	\	mV	C
辅助检查	心电图	\	诊断结论	\	\	B
辅助检查	24 小时动态心电图	\	心搏总数	\	次	A
辅助检查	24 小时动态心电图	\	起搏心搏	\	次	B
辅助检查	24 小时动态心电图	\	室性心搏	\	次	B
辅助检查	24 小时动态心电图	\	室上性心搏	\	次	B
辅助检查	24 小时动态心电图	\	束支传导阻滞	\	次	B
辅助检查	24 小时动态心电图	\	室内差异性传导心搏	\	次	B
辅助检查	24 小时动态心电图	\	心房颤动和心房扑动占时比	\	%	B
辅助检查	24 小时动态心电图	心率	平均心率	\	次/分	B
辅助检查	24 小时动态心电图	心率	最慢心率	\	次/分	B
辅助检查	24 小时动态心电图	心率	最快心率	\	次/分	B

数据集名称	模块名称	子模块名称	数据元名称	值域	单位	数据等级
辅助检查	24 小时动态心电图	心率	分钟最慢心率	\	次/分	B
辅助检查	24 小时动态心电图	心率	分钟最快心率	\	次/分	B
辅助检查	24 小时动态心电图	心率	心动过速	\	次	B
辅助检查	24 小时动态心电图	心率	心动过速占总心搏	\	%	B
辅助检查	24 小时动态心电图	心率	心动过缓	\	次	B
辅助检查	24 小时动态心电图	心率	心动过缓占总心搏	\	%	B
辅助检查	24 小时动态心电图	心率	最长 RR 间期	\	ms	B
辅助检查	24 小时动态心电图	心率变异	SDNN	\	ms	C
辅助检查	24 小时动态心电图	心率变异	SNDD Idx	\	ms	C
辅助检查	24 小时动态心电图	心率变异	rMSSD	\	ms	C
辅助检查	24 小时动态心电图	心率变异	pNN50	\	%	C
辅助检查	24 小时动态心电图	心率变异	三角指数	\	\	C
辅助检查	24 小时动态心电图	心率变异	HF	\	m^2	C
辅助检查	24 小时动态心电图	心率变异	LF	\	m^2	C
辅助检查	24 小时动态心电图	心率变异	VLF	\	m^2	C
辅助检查	24 小时动态心电图	室性心律	单发	\	次	B
辅助检查	24 小时动态心电图	室性心律	成对	\	阵	B
辅助检查	24 小时动态心电图	室性心律	二联律	\	阵	B
辅助检查	24 小时动态心电图	室性心律	三联律	\	阵	B
辅助检查	24 小时动态心电图	室性心律	室性心动过速	\	阵	B
辅助检查	24 小时动态心电图	室性心律	最长室性心动过速	\	阵	B
辅助检查	24 小时动态心电图	室性心律	室性心动过速最快心率	\	次/分	B

阻塞性睡眠呼吸暂停标准数据集

数据集名称	模块名称	子模块名称	数据元名称	值域	单位	数据等级
辅助检查	24 小时动态心电图	室性心律	室性心动过速最慢心率	\	次 / 分	B
辅助检查	24 小时动态心电图	室上性节律	单发	\	次	B
辅助检查	24 小时动态心电图	室上性节律	成对	\	阵	B
辅助检查	24 小时动态心电图	室上性节律	二联律	\	阵	B
辅助检查	24 小时动态心电图	室上性节律	三联律	\	阵	B
辅助检查	24 小时动态心电图	室上性节律	室性心动过速	\	阵	B
辅助检查	24 小时动态心电图	室上性节律	最长室上速	\	阵	B
辅助检查	24 小时动态心电图	室上性节律	室上速最快心率	\	次 / 分	B
辅助检查	24 小时动态心电图	室上性节律	心房颤动 / 心房扑动	\	\	B
辅助检查	24 小时动态心电图	长 RR	大于 2000ms 的长 RR	\	次	C
辅助检查	24 小时动态心电图	QT	最大 QT	\	ms	C
辅助检查	24 小时动态心电图	QT	最大 QTc	\	ms	C
辅助检查	24 小时动态心电图	QT	平均 QT	\	ms	C
辅助检查	24 小时动态心电图	QT	平均 QTc	\	ms	C
辅助检查	24 小时动态心电图	起搏分析	起搏心搏	\	次	C
辅助检查	24 小时动态心电图	起搏分析	起搏心搏占总心搏百分比	\	%	C
辅助检查	24 小时动态心电图	起搏分析	房性起搏	\	次	C
辅助检查	24 小时动态心电图	起搏分析	房性起搏占总心搏百分比	\	%	C
辅助检查	24 小时动态心电图	起搏分析	室性起搏	\	次	C
辅助检查	24 小时动态心电图	起搏分析	室性起搏占总心搏百分比	\	%	C
辅助检查	24 小时动态心电图	起搏分析	双腔起搏	\	次	C
辅助检查	24 小时动态心电图	起搏分析	双腔起搏占总心搏百分比	\	%	C

数据集名称	模块名称	子模块名称	数据元名称	值域	单位	数据等级
辅助检查	24 小时动态心电图	逸搏节律	心室逸搏	\	次	B
辅助检查	24 小时动态心电图	逸搏节律	心房逸搏	\	次	B
辅助检查	24 小时动态心电图	逸搏节律	交界性逸搏	\	次	B
辅助检查	24 小时动态血压监测	\	24 小时平均血压	\	mmHg	A
辅助检查	24 小时动态血压监测	\	白昼平均血压	\	mmHg	A
辅助检查	24 小时动态血压监测	\	夜间平均血压	\	mmHg	A
辅助检查	24 小时动态血压监测	\	最高收缩压	\	mmHg	B
辅助检查	24 小时动态血压监测	\	最高舒张压	\	mmHg	B
辅助检查	24 小时动态血压监测	\	最低收缩压	\	mmHg	B
辅助检查	24 小时动态血压监测	\	最低舒张压	\	mmHg	B
辅助检查	24 小时动态血压监测	白昼血压负荷值	收缩压≥135mmHg 占比	\	%	C
辅助检查	24 小时动态血压监测	白昼血压负荷值	舒张压≥85mmHg 占比	\	%	C
辅助检查	24 小时动态血压监测	夜间血压负荷值	收缩压≥120mmHg 占比	\	%	C
辅助检查	24 小时动态血压监测	夜间血压负荷值	舒张压≥70mmHg 占比	\	%	C
辅助检查	24 小时动态血压监测	昼夜节律	收缩压夜间下降比例	\	%	C
辅助检查	24 小时动态血压监测	昼夜节律	舒张压夜间下降比例	\	%	C
辅助检查	24 小时动态血压监测	血压变异系数	24 小时收缩压	\	%	C
辅助检查	24 小时动态血压监测	血压变异系数	24 小时舒张压	\	%	C
辅助检查	24 小时动态血压监测	血压变异系数	白昼收缩压	\	%	C
辅助检查	24 小时动态血压监测	血压变异系数	白昼舒张压	\	%	C
辅助检查	24 小时动态血压监测	血压变异系数	夜间收缩压	\	%	C
辅助检查	24 小时动态血压监测	血压变异系数	夜间舒张压	\	%	C

数据集名称	模块名称	子模块名称	数据元名称	值域	单位	数据等级
辅助检查	24 小时动态血压监测	24 小时脉率	平均值	\	次 / 分	B
辅助检查	24 小时动态血压监测	24 小时脉率	最大值	\	次 / 分	B
辅助检查	24 小时动态血压监测	24 小时脉率	最小值	\	次 / 分	B
辅助检查	24 小时动态血压监测	白昼脉率	平均值	\	次 / 分	B
辅助检查	24 小时动态血压监测	白昼脉率	最大值	\	次 / 分	B
辅助检查	24 小时动态血压监测	白昼脉率	最小值	\	次 / 分	B
辅助检查	24 小时动态血压监测	夜间脉率	平均值	\	次 / 分	B
辅助检查	24 小时动态血压监测	夜间脉率	最大值	\	次 / 分	B
辅助检查	24 小时动态血压监测	夜间脉率	最小值	\	次 / 分	B
辅助检查	24 小时动态血压监测	清晨血压	清晨血压	\	mmHg	B
辅助检查	24 小时动态血压监测	结论	结论	\	\	A
辅助检查	脑电图	清醒状态	清醒状态	\	\	B
辅助检查	脑电图	睁闭眼诱发试验	睁闭眼诱发试验	\	\	B
辅助检查	脑电图	闪光刺激诱发试验	闪光刺激诱发试验	\	\	B
辅助检查	脑电图	过度换气诱发试验	过度换气诱发试验	\	\	B
辅助检查	脑电图	自然睡眠状态	自然睡眠状态	\	\	B
辅助检查	脑电图	全程监测	全程监测	\	\	B
辅助检查	脑电图	发作期	发作期	\	\	B
辅助检查	脑电图	结论	结论	\	\	C
辅助检查	肌电图	尺神经运动传导	腕 - 小指展肌（ADM）潜伏期	\	ms	C
辅助检查	肌电图	尺神经运动传导	腕 -ADM 波幅	\	mV	C
辅助检查	肌电图	尺神经运动传导	腕 -ADM 传导速度	\	m/s	C

数据集名称	模块名称	子模块名称	数据元名称	值域	单位	数据等级
辅助检查	肌电图	尺神经运动传导	腕 -ADM F 波出现率	\	%	C
辅助检查	肌电图	尺神经运动传导	腕 -ADM F 波平均潜伏期	\	ms	C
辅助检查	肌电图	尺神经运动传导	肘上 - 腕潜伏期	\	ms	C
辅助检查	肌电图	尺神经运动传导	肘上 - 腕波幅	\	mV	C
辅助检查	肌电图	尺神经运动传导	肘上 - 腕传导速度	\	m/s	C
辅助检查	肌电图	尺神经运动传导	肘上 - 腕 F 波出现率	\	%	C
辅助检查	肌电图	尺神经运动传导	肘上 - 腕 F 波平均潜伏期	\	ms	C
辅助检查	肌电图	正中神经运动传导	腕 - 拇短展肌（APB）潜伏期	\	ms	C
辅助检查	肌电图	正中神经运动传导	腕 -APB 波幅	\	mV	C
辅助检查	肌电图	正中神经运动传导	腕 -APB 传导速度	\	m/s	C
辅助检查	肌电图	正中神经运动传导	腕 -APB F 波出现率	\	%	C
辅助检查	肌电图	正中神经运动传导	腕 -APB F 波平均潜伏期	\	ms	C
辅助检查	肌电图	正中神经运动传导	肘下 - 腕潜伏期	\	ms	C
辅助检查	肌电图	正中神经运动传导	肘下 - 腕波幅	\	mV	C
辅助检查	肌电图	正中神经运动传导	肘下 - 腕传导速度	\	m/s	C
辅助检查	肌电图	正中神经运动传导	肘下 - 腕 F 波出现率	\	%	C
辅助检查	肌电图	正中神经运动传导	肘下 - 腕 F 波平均潜伏期	\	ms	C
辅助检查	肌电图	胫神经运动传导	踝 - 踇展肌（AH）潜伏期	\	ms	C
辅助检查	肌电图	胫神经运动传导	踝 -AH 波幅	\	mV	C
辅助检查	肌电图	胫神经运动传导	踝 -AH 传导速度	\	m/s	C

数据集名称	模块名称	子模块名称	数据元名称	值域	单位	数据等级
辅助检查	肌电图	胫神经运动传导	踝 -AH F 波出现率	\	%	C
辅助检查	肌电图	胫神经运动传导	踝 -AH F 波平均潜伏期	\	ms	C
辅助检查	肌电图	胫神经运动传导	膝 - 踝潜伏期	\	ms	C
辅助检查	肌电图	胫神经运动传导	膝 - 踝波幅	\	mV	C
辅助检查	肌电图	胫神经运动传导	膝 - 踝传导速度	\	m/s	C
辅助检查	肌电图	胫神经运动传导	膝 - 踝 F 波出现率	\	%	C
辅助检查	肌电图	胫神经运动传导	膝 - 踝 F 波平均潜伏期	\	ms	C
辅助检查	肌电图	腓总神经运动传导	踝 - 足趾短伸肌（EDB）潜伏期	\	ms	C
辅助检查	肌电图	腓总神经运动传导	踝 -EDB 波幅	\	mV	C
辅助检查	肌电图	腓总神经运动传导	踝 -EDB 传导速度	\	m/s	C
辅助检查	肌电图	腓总神经运动传导	踝 -EDB F 波出现率	\	%	C
辅助检查	肌电图	腓总神经运动传导	踝 -EDB F 波平均潜伏期	\	ms	C
辅助检查	肌电图	腓总神经运动传导	膝下 - 踝潜伏期	\	ms	C
辅助检查	肌电图	腓总神经运动传导	膝下 - 踝波幅	\	mV	C
辅助检查	肌电图	腓总神经运动传导	膝下 - 踝传导速度	\	m/s	C
辅助检查	肌电图	腓总神经运动传导	膝下 - 踝 F 波出现率	\	%	C
辅助检查	肌电图	腓总神经运动传导	膝下 - 踝 F 波平均潜伏期	\	ms	C
辅助检查	肌电图	尺神经感觉传导	指 V- 腕潜伏期	\	ms	C
辅助检查	肌电图	尺神经感觉传导	指 V- 腕波幅	\	mV	C
辅助检查	肌电图	尺神经感觉传导	指 V- 腕传导速度	\	m/s	C

数据集名称	模块名称	子模块名称	数据元名称	值域	单位	数据等级
辅助检查	肌电图	桡神经感觉传导	拇长伸肌腱（EPL tendon）- 腕潜伏期	\	ms	C
辅助检查	肌电图	桡神经感觉传导	EPL tendon- 腕波幅	\	mV	C
辅助检查	肌电图	桡神经感觉传导	EPL tendon- 腕传导速度	\	m/s	C
辅助检查	肌电图	正中神经感觉传导	指Ⅲ - 腕潜伏期	\	ms	C
辅助检查	肌电图	正中神经感觉传导	指Ⅲ - 腕波幅	\	mV	C
辅助检查	肌电图	正中神经感觉传导	指Ⅲ - 腕传导速度	\	m/s	C
辅助检查	肌电图	腓浅神经感觉传导	足背Ⅱ -Rec 潜伏期	\	ms	C
辅助检查	肌电图	腓浅神经感觉传导	足背Ⅱ -Rec 波幅	\	mV	C
辅助检查	肌电图	腓浅神经感觉传导	足背Ⅱ -Rec 传导速度	\	m/s	C
辅助检查	肌电图	腓浅神经感觉传导	趾 1-Rec 潜伏期	\	ms	C
辅助检查	肌电图	腓浅神经感觉传导	趾 1-Rec 波幅	\	mV	C
辅助检查	肌电图	腓浅神经感觉传导	趾 1-Rec 传导速度	\	m/s	C
辅助检查	肌电图	腓肠神经感觉传导	小腿中 - 外踝潜伏期	\	ms	C
辅助检查	肌电图	腓肠神经感觉传导	小腿中 - 外踝波幅	\	mV	C
辅助检查	肌电图	腓肠神经感觉传导	小腿中 - 外踝传导速度	\	m/s	C
辅助检查	肌电图	足底内侧神经感觉传导	内侧足底（Med.sole）- 内踝（Med.malleolus）潜伏期	\	ms	C
辅助检查	肌电图	足底内侧神经感觉传导	Med.sole-Med.malleolus 波幅	\	mV	C
辅助检查	肌电图	足底内侧神经感觉传导	Med.sole-Med.malleolus 传导速度	\	m/s	C
辅助检查	肺功能检查	肺功能	潮气量（VT）	\	ml	A

数据集名称	模块名称	子模块名称	数据元名称	值域	单位	数据等级
辅助检查	肺功能检查	肺功能	补吸气量（IRV）	\	ml	A
辅助检查	肺功能检查	肺功能	深吸气量（IC）	\	ml	A
辅助检查	肺功能检查	肺功能	肺活量（VC）	\	ml	A
辅助检查	肺功能检查	肺功能	肺总量（TLC）	\	ml	A
辅助检查	肺功能检查	肺功能	用力肺活量（FVC）	\	ml	A
辅助检查	肺功能检查	肺功能	第一秒用力呼气容积（FEV_1）	\	ml	A
辅助检查	肺功能检查	肺功能	FEV_1/FVC	\	%	A
辅助检查	肺功能检查	肺功能	最大呼气中段量（MMEF）	\	ml/s	A
辅助检查	肺功能检查	肺功能	最高呼气流速变异率（PEFR）	\	%	A
辅助检查	肺功能检查	支气管舒张试验	FEV_1 增加率	\	%	A
辅助检查	肺功能检查	支气管激发试验	FEV_1 下降率	\	%	A
辅助检查	超声心动图	主动脉内径	主动脉内径	\	mm	A
辅助检查	超声心动图	肺动脉内径	肺动脉内径	\	mm	A
辅助检查	超声心动图	二尖瓣瓣口面积	二尖瓣瓣口面积	\	cm^2	A
辅助检查	超声心动图	三尖瓣瓣口面积	三尖瓣瓣口面积	\	cm^2	B
辅助检查	超声心动图	左心室收缩功能	射血分数（EF）	\	%	A
辅助检查	超声心动图	左心室舒张功能	E/A	\	\	A
辅助检查	超声心动图	左心室舒张功能	E/E'	\	\	A
辅助检查	超声心动图	右心室收缩功能	三尖瓣环收缩期位移（TAPSE）	\	mm	A
辅助检查	颈部大血管彩超	颈动脉内径	颈动脉内径	\	mm	B
辅助检查	颈部大血管彩超	内中膜厚度	内中膜厚度	\	mm	B

数据集名称	模块名称	子模块名称	数据元名称	值域	单位	数据等级
辅助检查	颈部大血管彩超	斑块大小	斑块大小	\	mm	B
辅助检查	影像学检查	CT/MR	肿块大小	\	mm×mm×mm	A
辅助检查	影像学检查	CT/MR	肿块位置	\	\	A
辅助检查	影像学检查	CT	肿块是否强化	是，否	\	B
辅助检查	影像学检查	CT	肿块强化均匀	是，否	\	B
辅助检查	影像学检查	CT	声门旁间隙清晰	是，否	\	A
辅助检查	影像学检查	CT	喉旁间隙清晰	是，否	\	A
辅助检查	影像学检查	CT	喉软骨破坏	是，否	\	A
辅助检查	影像学检查	CT/MR	甲状腺形态	正常，异常	\	B
辅助检查	影像学检查	CT	甲状腺大小	正常，异常	\	B
辅助检查	影像学检查	CT	淋巴结肿大	是，否	\	B
辅助检查	影像学检查	CT/MR	中耳炎	是，否	\	B
辅助检查	影像学检查	CT/MR	乳突炎	是，否	\	B
辅助检查	影像学检查	CT/MR	鼻窦炎	是，否	\	A
辅助检查	影像学检查	DR/CT	肺大疱	是，否	\	C
辅助检查	影像学检查	DR/CT	气胸	是，否	\	C
辅助检查	影像学检查	DR/CT	纵隔气肿	是，否	\	C
辅助检查	影像学检查	DR/CT	心包积液	是，否	\	C
辅助检查	影像学检查	CT	软腭后区横截面积	\	mm²	A
辅助检查	影像学检查	CT	腭垂后区横截面积	\	mm²	A

数据集名称	模块名称	子模块名称	数据元名称	值域	单位	数据等级
辅助检查	影像学检查	CT	舌后区横截面积	\	mm²	A
辅助检查	影像学检查	CT	会厌后区横截面积	\	mm²	A
辅助检查	影像学检查	CT	软腭后区矢状径	\	mm	A
辅助检查	影像学检查	CT	腭垂后区矢状径	\	mm	A
辅助检查	影像学检查	CT	舌后区矢状径	\	mm	A
辅助检查	影像学检查	CT	会厌后区矢状径	\	mm	A
辅助检查	影像学检查	CT	软腭后区冠状径	\	mm	A
辅助检查	影像学检查	CT	腭垂后区冠状径	\	mm	A
辅助检查	影像学检查	CT	舌后区冠状径	\	mm	A
辅助检查	影像学检查	CT	会厌后区冠状径	\	mm	A
辅助检查	影像学检查	CT	软腭后区软组织厚度	\	mm	A
辅助检查	影像学检查	CT	腭垂后区软组织厚度	\	mm	A
辅助检查	影像学检查	CT	舌后区软组织厚度	\	mm	A
辅助检查	影像学检查	CT	会厌后区软组织厚度	\	mm	A
辅助检查	影像学检查	DR/CT/MR	蝶鞍点	\	\	B
辅助检查	影像学检查	DR/CT/MR	鼻根点	\	\	B
辅助检查	影像学检查	DR/CT/MR	耳点	\	\	B
辅助检查	影像学检查	DR/CT/MR	颅底点	\	\	B
辅助检查	影像学检查	DR/CT/MR	Bolton 点	\	\	B
辅助检查	影像学检查	DR/CT/MR	眶点	\	\	B

数据集名称	模块名称	子模块名称	数据元名称	值域	单位	数据等级
辅助检查	影像学检查	DR/CT/MR	翼上颌裂点	\	\	A
辅助检查	影像学检查	DR/CT/MR	前鼻棘	\	\	A
辅助检查	影像学检查	DR/CT/MR	后鼻棘	\	\	A
辅助检查	影像学检查	DR/CT/MR	上齿槽座点	\	\	A
辅助检查	影像学检查	DR/CT/MR	上中切牙点	\	\	A
辅助检查	影像学检查	DR/CT/MR	髁顶点	\	\	A
辅助检查	影像学检查	DR/CT/MR	下颌角点	\	\	A
辅助检查	影像学检查	DR/CT/MR	颏前点	\	\	A
辅助检查	影像学检查	DR/CT/MR	颏下点	\	\	A
辅助检查	影像学检查	DR/CT/MR	颏顶点	\	\	A
辅助检查	影像学检查	DR/CT/MR	下齿槽座点	\	\	A
辅助检查	影像学检查	DR/CT/MR	下切牙点	\	\	A

模块名称	参考标准
专科辅助检查	《诊断学》，第 9 版，人民卫生出版社 《内科学》，第 9 版，人民卫生出版社 《外科学》，第 9 版，人民卫生出版社 《耳鼻咽喉头颈外科学》，第 9 版，人民卫生出版社 《医学影像学》，第 9 版，人民卫生出版社 《医学影像诊断学》，第 4 版，人民卫生出版社 《临床基础检验学技术》，第 6 版，人民卫生出版社 《中华医学百科全书：公共卫生学　卫生检验学》，中国协和医科大学出版社 中华人民共和国卫生行业标准 WS 445.12—2014 电子病历基本数据集 第 4 部分：检查检验记录 中华人民共和国卫生行业标准 WS 445.10—2014 电子病历基本数据集 第 10 部分：住院病案首页 中华人民共和国卫生行业标准 WS 445.12—2014 电子病历基本数据集 第 12 部分：入院记录 *The AASM manual for the scoring of sleep and associated events. rules，terminology and technical specifications*. Version 2.3. Darien，IL：American Academy of Sleep Medicine，2016.

数据集名称	模块名称	子模块名称	数据元名称	值域	单位	数据等级
专科辅助检查	鼻镜检查	\	鼻咽黏膜光滑	是，否	\	A
专科辅助检查	鼻镜检查	\	鼻腔黏膜充血、肥厚	是，否	\	A

数据集名称	模块名称	子模块名称	数据元名称	值域	单位	数据等级
专科辅助检查	鼻镜检查	\	下鼻甲	正常，充血，水肿，肥大，干燥，萎缩，其他	\	A
专科辅助检查	鼻镜检查	\	中鼻甲	正常，充血，水肿，肥大，干燥，萎缩，其他	\	A
专科辅助检查	鼻镜检查	\	鼻中隔偏曲	是，否	\	A
专科辅助检查	鼻镜检查	\	鼻息肉	是，否	\	A
专科辅助检查	鼻镜检查	\	咽鼓管通畅	是，否	\	A
专科辅助检查	鼻镜检查	\	双侧咽隐窝及圆枕对称	是，否	\	A
专科辅助检查	鼻镜检查	\	鼻咽部新生物	有，无	\	A
专科辅助检查	鼻镜检查	\	鼻咽部淋巴组织增生	是，否	\	A
专科辅助检查	鼻镜检查	\	后鼻孔堵塞	是，否	\	A
专科辅助检查	鼻镜检查	\	后鼻孔堵塞程度	\	%	A
专科辅助检查	喉镜检查	\	进镜方式	经鼻、经口	\	B
专科辅助检查	喉镜检查	\	舌体肥大	是，否	\	A
专科辅助检查	喉镜检查	\	舌根部淋巴结组织增生	是，否	\	A
专科辅助检查	喉镜检查	\	舌根新生物	有，无	\	A
专科辅助检查	喉镜检查	\	双侧扁桃体对称	是，否	\	A
专科辅助检查	喉镜检查	\	扁桃体肿大	是，否	\	A
专科辅助检查	喉镜检查	\	扁桃体肿大侧别	左侧，右侧	\	A
专科辅助检查	喉镜检查	\	扁桃体肿大程度	1度，2度，3度	\	A
专科辅助检查	喉镜检查	\	腭垂肥大	是，否	\	A
专科辅助检查	喉镜检查	\	软腭平面狭窄	是，否	\	A

数据集名称	模块名称	子模块名称	数据元名称	值域	单位	数据等级
专科辅助检查	喉镜检查	\	舌后平面狭窄	是，否	\	A
专科辅助检查	喉镜检查	\	会厌平面狭窄	是，否	\	A
专科辅助检查	喉镜检查	\	口咽黏膜光滑	是，否	\	A
专科辅助检查	喉镜检查	\	声带充血	是，否	\	A
专科辅助检查	喉镜检查	\	声带水肿	是，否	\	A
专科辅助检查	喉镜检查	\	弥漫性喉水肿	是，否	\	A
专科辅助检查	喉镜检查	\	声带肉芽肿	是，否	\	A
专科辅助检查	喉镜检查	\	会厌黏膜光滑	是，否	\	A
专科辅助检查	喉镜检查	\	会厌舌面新生物	有，无	\	A
专科辅助检查	喉镜检查	\	梨状窝双侧对称	是，否	\	A
专科辅助检查	喉镜检查	\	梨状窝积液	是，否	\	A
专科辅助检查	喉镜检查	\	梨状窝新生物	是，否	\	A
专科辅助检查	喉镜检查	\	室带黏膜光滑	是，否	\	A
专科辅助检查	喉镜检查	\	声带黏膜光滑	是，否	\	A
专科辅助检查	喉镜检查	\	声带肿物	是，否	\	A
专科辅助检查	喉镜检查	\	声带肿物位置	左侧，右侧，双侧	\	A
专科辅助检查	喉镜检查	\	声带活动情况	良好，一般，欠佳	\	A
专科辅助检查	喉镜检查	\	声门闭合情况	良好，一般，欠佳	\	A
专科辅助检查	喉镜检查	\	声门下黏膜光滑	是，否	\	A
专科辅助检查	耳镜检查	\	外耳道异物	有，无	\	B
专科辅助检查	耳镜检查	\	外耳道耵聍	有，无	\	B
专科辅助检查	耳镜检查	\	外耳道皮肤红肿	是，否	\	B

数据集名称	模块名称	子模块名称	数据元名称	值域	单位	数据等级
专科辅助检查	耳镜检查	\	耳道分泌物	有，无	\	B
专科辅助检查	耳镜检查	\	鼓膜完整	是，否	\	B
专科辅助检查	耳镜检查	\	鼓膜标志清晰	是，否	\	B
专科辅助检查	耳镜检查	\	鼓膜穿孔	是，否	\	B
专科辅助检查	耳镜检查	\	鼓室积液	有，无	\	B
专科辅助检查	睡眠监测	\	睡眠监测	是，否	\	A
专科辅助检查	睡眠监测	诊断	OSA	是，否	\	A
专科辅助检查	睡眠监测	诊断	OSA 严重程度	轻度，中度，重度	\	A
专科辅助检查	睡眠监测	诊断	夜间睡眠低氧血症	是，否	\	A
专科辅助检查	睡眠监测	诊断	夜间睡眠低氧血症严重程度	轻度，中度，重度	\	A
专科辅助检查	多导睡眠监测	睡眠结构	关灯时间	\	小时，分钟，秒	B
专科辅助检查	多导睡眠监测	睡眠结构	开灯时间	\	小时，分钟，秒	B
专科辅助检查	多导睡眠监测	睡眠结构	总记录时间（TRT）	\	分钟	A
专科辅助检查	多导睡眠监测	睡眠结构	总睡眠时间（TST）	\	分钟	A
专科辅助检查	多导睡眠监测	睡眠结构	睡眠潜伏期（SL）	\	分钟	A
专科辅助检查	多导睡眠监测	睡眠结构	N_1 睡眠潜伏期	\	分钟	A
专科辅助检查	多导睡眠监测	睡眠结构	N_2 睡眠潜伏期	\	分钟	A
专科辅助检查	多导睡眠监测	睡眠结构	N_3 睡眠潜伏期	\	分钟	A
专科辅助检查	多导睡眠监测	睡眠结构	快速眼动（REM）睡眠潜伏期	\	分钟	A
专科辅助检查	多导睡眠监测	睡眠结构	睡眠效率（TST/TRT）	\	%	A
专科辅助检查	多导睡眠监测	睡眠结构	觉醒次数	\	次	A
专科辅助检查	多导睡眠监测	睡眠结构	觉醒指数（ArI）	\	次 / 小时	A

数据集名称	模块名称	子模块名称	数据元名称	值域	单位	数据等级
专科辅助检查	多导睡眠监测	睡眠结构	入睡后觉醒时间	\	分钟	A
专科辅助检查	多导睡眠监测	睡眠结构	无效记录时间	\	分钟	B
专科辅助检查	多导睡眠监测	睡眠结构	无效记录时间 / 记录总时间	\	\	B
专科辅助检查	多导睡眠监测	睡眠结构	末次入睡后觉醒时间	\	分钟	A
专科辅助检查	多导睡眠监测	睡眠结构	入睡后大于 5 分钟觉醒次数	\	次	A
专科辅助检查	多导睡眠监测	睡眠结构	N_1 潜伏期持续时间	\	分钟	A
专科辅助检查	多导睡眠监测	睡眠结构	N_2 潜伏期持续时间	\	分钟	A
专科辅助检查	多导睡眠监测	睡眠结构	N_3 潜伏期持续时间	\	分钟	A
专科辅助检查	多导睡眠监测	睡眠结构	REM 持续时间	\	分钟	A
专科辅助检查	多导睡眠监测	睡眠结构	清醒期（W）	\	分钟	A
专科辅助检查	多导睡眠监测	睡眠结构	N_1 潜伏期占 TST 百分比	\	%	A
专科辅助检查	多导睡眠监测	睡眠结构	N_2 潜伏期占 TST 百分比	\	%	A
专科辅助检查	多导睡眠监测	睡眠结构	N_3 潜伏期占 TST 百分比	\	%	A
专科辅助检查	多导睡眠监测	睡眠结构	REM 占 TST 百分比	\	%	A
专科辅助检查	多导睡眠监测	呼吸事件	呼吸暂停-低通气（AH）次数	\	次	A
专科辅助检查	多导睡眠监测	呼吸事件	呼吸暂停-低通气指数（AHI）	\	次 / 小时	A
专科辅助检查	多导睡眠监测	呼吸事件	REM-AHI	\	次 / 小时	A
专科辅助检查	多导睡眠监测	呼吸事件	非快速眼动（NREM）-AHI	\	次 / 小时	A
专科辅助检查	多导睡眠监测	呼吸事件	仰卧 -AHI	\	次 / 小时	A
专科辅助检查	多导睡眠监测	呼吸事件	非仰卧 -AHI	\	次 / 小时	A
专科辅助检查	多导睡眠监测	呼吸事件	左侧卧 -AHI	\	次 / 小时	B
专科辅助检查	多导睡眠监测	呼吸事件	俯卧 -AHI	\	次 / 小时	B

数据集名称	模块名称	子模块名称	数据元名称	值域	单位	数据等级
专科辅助检查	多导睡眠监测	呼吸事件	右侧卧-AHI	\	次/小时	B
专科辅助检查	多导睡眠监测	呼吸事件	阻塞性呼吸暂停次数	\	次	B
专科辅助检查	多导睡眠监测	呼吸事件	阻塞性呼吸暂停指数（OAI）	\	次/小时	A
专科辅助检查	多导睡眠监测	呼吸事件	REM-阻塞性呼吸暂停次数	\	次	B
专科辅助检查	多导睡眠监测	呼吸事件	REM-OAI	\	次/小时	A
专科辅助检查	多导睡眠监测	呼吸事件	NREM-阻塞性呼吸暂停次数	\	次	B
专科辅助检查	多导睡眠监测	呼吸事件	NREM-OAI	\	次/小时	A
专科辅助检查	多导睡眠监测	呼吸事件	仰卧-阻塞性呼吸暂停次数	\	次	B
专科辅助检查	多导睡眠监测	呼吸事件	仰卧-OAI	\	次/小时	A
专科辅助检查	多导睡眠监测	呼吸事件	非仰卧-阻塞性呼吸暂停次数	\	次	B
专科辅助检查	多导睡眠监测	呼吸事件	非仰卧-OAI	\	次/小时	A
专科辅助检查	多导睡眠监测	呼吸事件	中枢性呼吸暂停次数	\	次	B
专科辅助检查	多导睡眠监测	呼吸事件	中枢性呼吸暂停指数（CAI）	\	次/小时	B
专科辅助检查	多导睡眠监测	呼吸事件	REM-中枢性呼吸暂停次数	\	次	B
专科辅助检查	多导睡眠监测	呼吸事件	REM-CAI	\	次/小时	A
专科辅助检查	多导睡眠监测	呼吸事件	NREM-中枢性呼吸暂停次数	\	次	B
专科辅助检查	多导睡眠监测	呼吸事件	NREM-CAI	\	次/小时	A
专科辅助检查	多导睡眠监测	呼吸事件	仰卧-中枢性呼吸暂停次数	\	次	B
专科辅助检查	多导睡眠监测	呼吸事件	仰卧-CAI	\	次/小时	A
专科辅助检查	多导睡眠监测	呼吸事件	非仰卧-中枢性呼吸暂停次数	\	次	B
专科辅助检查	多导睡眠监测	呼吸事件	非仰卧-CAI	\	次/小时	A
专科辅助检查	多导睡眠监测	呼吸事件	混合性呼吸暂停次数	\	次	A

数据集名称	模块名称	子模块名称	数据元名称	值域	单位	数据等级
专科辅助检查	多导睡眠监测	呼吸事件	混合性呼吸暂停指数（MAI）	\	次/小时	A
专科辅助检查	多导睡眠监测	呼吸事件	REM-混合性呼吸暂停次数	\	次	B
专科辅助检查	多导睡眠监测	呼吸事件	REM-MAI	\	次/小时	A
专科辅助检查	多导睡眠监测	呼吸事件	NREM-混合性呼吸暂停次数	\	次	B
专科辅助检查	多导睡眠监测	呼吸事件	NREM-MAI	\	次/小时	A
专科辅助检查	多导睡眠监测	呼吸事件	仰卧-混合性呼吸暂停次数	\	次	B
专科辅助检查	多导睡眠监测	呼吸事件	仰卧-MAI	\	次/小时	A
专科辅助检查	多导睡眠监测	呼吸事件	非仰卧-混合性呼吸暂停次数	\	次	B
专科辅助检查	多导睡眠监测	呼吸事件	非仰卧-MAI	\	次/小时	A
专科辅助检查	多导睡眠监测	呼吸事件	低通气次数	\	次	A
专科辅助检查	多导睡眠监测	呼吸事件	低通气指数（HI）	\	次/小时	A
专科辅助检查	多导睡眠监测	呼吸事件	REM-低通气次数	\	次	B
专科辅助检查	多导睡眠监测	呼吸事件	REM-HI	\	次/小时	A
专科辅助检查	多导睡眠监测	呼吸事件	NREM-低通气次数	\	次	B
专科辅助检查	多导睡眠监测	呼吸事件	NREM-HI	\	次/小时	A
专科辅助检查	多导睡眠监测	呼吸事件	仰卧-低通气次数	\	次	B
专科辅助检查	多导睡眠监测	呼吸事件	仰卧-HI	\	次/小时	A
专科辅助检查	多导睡眠监测	呼吸事件	非仰卧-低通气次数	\	次	B
专科辅助检查	多导睡眠监测	呼吸事件	非仰卧-HI	\	次/小时	A
专科辅助检查	多导睡眠监测	呼吸事件	呼吸努力相关性觉醒（RERA）指数	\	次/小时	A
专科辅助检查	多导睡眠监测	呼吸事件	呼吸紊乱指数（RDI）	\	次/小时	A
专科辅助检查	多导睡眠监测	呼吸事件	总呼吸暂停-低通气时间	\	分钟	B

数据集名称	模块名称	子模块名称	数据元名称	值域	单位	数据等级
专科辅助检查	多导睡眠监测	呼吸事件	REM-总呼吸暂停–低通气时间	\	分钟	B
专科辅助检查	多导睡眠监测	呼吸事件	NREM-总呼吸暂停–低通气时间	\	分钟	B
专科辅助检查	多导睡眠监测	呼吸事件	平均呼吸暂停–低通气时间	\	分钟	B
专科辅助检查	多导睡眠监测	呼吸事件	REM-平均呼吸暂停–低通气时间	\	分钟	B
专科辅助检查	多导睡眠监测	呼吸事件	NREM-平均呼吸暂停–低通气时间	\	分钟	B
专科辅助检查	多导睡眠监测	呼吸事件	总呼吸暂停时间	\	分钟	B
专科辅助检查	多导睡眠监测	呼吸事件	REM-总呼吸暂停时间	\	分钟	B
专科辅助检查	多导睡眠监测	呼吸事件	NREM-总呼吸暂停时间	\	分钟	B
专科辅助检查	多导睡眠监测	呼吸事件	平均呼吸暂停时间	\	分钟	B
专科辅助检查	多导睡眠监测	呼吸事件	REM-平均呼吸暂停时间	\	分钟	B
专科辅助检查	多导睡眠监测	呼吸事件	NREM-平均呼吸暂停时间	\	分钟	B
专科辅助检查	多导睡眠监测	呼吸事件	最长呼吸暂停时间	\	分钟	B
专科辅助检查	多导睡眠监测	呼吸事件	REM-最长呼吸暂停时间	\	分钟	B
专科辅助检查	多导睡眠监测	呼吸事件	NREM-最长呼吸暂停时间	\	分钟	B
专科辅助检查	多导睡眠监测	呼吸事件	总低通气时间	\	分钟	B
专科辅助检查	多导睡眠监测	呼吸事件	REM-总低通气时间	\	分钟	B
专科辅助检查	多导睡眠监测	呼吸事件	NREM-总低通气时间	\	分钟	B
专科辅助检查	多导睡眠监测	呼吸事件	平均低通气时间	\	分钟	B
专科辅助检查	多导睡眠监测	呼吸事件	REM-平均低通气时间	\	分钟	B
专科辅助检查	多导睡眠监测	呼吸事件	NREM-平均低通气时间	\	分钟	B
专科辅助检查	多导睡眠监测	呼吸事件	最长低通气时间	\	分钟	B
专科辅助检查	多导睡眠监测	呼吸事件	REM-最长低通气时间	\	分钟	B

数据集名称	模块名称	子模块名称	数据元名称	值域	单位	数据等级
专科辅助检查	多导睡眠监测	呼吸事件	NREM- 最长低通气时间	\	分钟	B
专科辅助检查	多导睡眠监测	体位	仰卧持续时间	\	分钟	A
专科辅助检查	多导睡眠监测	体位	左侧卧持续时间	\	分钟	A
专科辅助检查	多导睡眠监测	体位	俯卧持续时间	\	分钟	A
专科辅助检查	多导睡眠监测	体位	右侧卧持续时间	\	分钟	A
专科辅助检查	多导睡眠监测	体位	直立持续时间	\	分钟	B
专科辅助检查	多导睡眠监测	体位	运动持续时间	\	分钟	A
专科辅助检查	多导睡眠监测	体位	不确定持续时间	\	分钟	B
专科辅助检查	多导睡眠监测	血氧饱和度	平均血氧饱和度	\	%	A
专科辅助检查	多导睡眠监测	血氧饱和度	最低血氧饱和度	\	%	A
专科辅助检查	多导睡眠监测	血氧饱和度	平均血氧下降幅度	\	%	A
专科辅助检查	多导睡眠监测	血氧饱和度	W 期-平均血氧饱和度	\	%	A
专科辅助检查	多导睡眠监测	血氧饱和度	REM- 平均血氧饱和度	\	%	A
专科辅助检查	多导睡眠监测	血氧饱和度	NREM- 平均血氧饱和度	\	%	A
专科辅助检查	多导睡眠监测	血氧饱和度	T90（血氧饱和度＜ 90% 的时间）	\	分钟	A
专科辅助检查	多导睡眠监测	血氧饱和度	＞ 4% 氧饱和度下降指数（ODI）	\	次 / 小时	A
专科辅助检查	多导睡眠监测	血氧饱和度	＞ 3%ODI	\	次 / 小时	B
专科辅助检查	多导睡眠监测	心率	最大心率	\	次 / 分	A
专科辅助检查	多导睡眠监测	心率	最小心率	\	次 / 分	A
专科辅助检查	多导睡眠监测	心率	平均心率	\	次 / 分	A
专科辅助检查	多导睡眠监测	心率	标准差	\	次 / 分	A
专科辅助检查	多导睡眠监测	心率	最大、最小心率之差	\	次 / 分	B

数据集名称	模块名称	子模块名称	数据元名称	值域	单位	数据等级
专科辅助检查	多导睡眠监测	心率	REM- 最大心率	\	次 / 分	B
专科辅助检查	多导睡眠监测	心率	REM- 最小心率	\	次 / 分	B
专科辅助检查	多导睡眠监测	心率	REM- 平均心率	\	次 / 分	B
专科辅助检查	多导睡眠监测	心率	REM- 标准差	\	次 / 分	B
专科辅助检查	多导睡眠监测	心率	NREM- 最大心率	\	次 / 分	B
专科辅助检查	多导睡眠监测	心率	NREM- 最小心率	\	次 / 分	B
专科辅助检查	多导睡眠监测	心率	NREM- 平均心率	\	次 / 分	B
专科辅助检查	多导睡眠监测	心率	NREM- 标准差	\	次 / 分	B
专科辅助检查	多导睡眠监测	心率	仰卧-最大心率	\	次 / 分	B
专科辅助检查	多导睡眠监测	心率	仰卧-最小心率	\	次 / 分	B
专科辅助检查	多导睡眠监测	心率	仰卧-平均心率	\	次 / 分	B
专科辅助检查	多导睡眠监测	心率	仰卧-标准差	\	次 / 分	B
专科辅助检查	多导睡眠监测	心率	非仰卧-最大心率	\	次 / 分	B
专科辅助检查	多导睡眠监测	心率	非仰卧-最小心率	\	次 / 分	B
专科辅助检查	多导睡眠监测	心率	非仰卧-平均心率	\	次 / 分	B
专科辅助检查	多导睡眠监测	心率	非仰卧-标准差	\	次 / 分	B
专科辅助检查	多导睡眠监测	鼾声	打鼾次数	\	次	B
专科辅助检查	多导睡眠监测	鼾声	打鼾指数	\	次 / 小时	B
专科辅助检查	多导睡眠监测	鼾声	打鼾总时间	\	分钟	B
专科辅助检查	多导睡眠监测	鼾声	打鼾总时间 /TRT 比	\	%	C
专科辅助检查	多导睡眠监测	鼾声	平均打鼾时间	\	分钟	B
专科辅助检查	多导睡眠监测	鼾声	最长打鼾时间	\	分钟	B

数据集名称	模块名称	子模块名称	数据元名称	值域	单位	数据等级
专科辅助检查	便携式睡眠监测	基本信息	记录开始时间	\	年，月，日，时，分，秒	A
专科辅助检查	便携式睡眠监测	基本信息	记录结束时间	\	年，月，日，时，分，秒	A
专科辅助检查	便携式睡眠监测	基本信息	TRT	\	分钟	A
专科辅助检查	便携式睡眠监测	基本信息	监测时间（MT）	\	分钟	A
专科辅助检查	便携式睡眠监测	呼吸事件	呼吸事件（RE）次数	\	次	A
专科辅助检查	便携式睡眠监测	呼吸事件	呼吸事件指数（REI）	\	次/小时	A
专科辅助检查	便携式睡眠监测	呼吸事件	仰卧-REI	\	次/小时	A
专科辅助检查	便携式睡眠监测	呼吸事件	非仰卧-REI	\	次/小时	A
专科辅助检查	便携式睡眠监测	呼吸事件	左侧卧-REI	\	次/小时	B
专科辅助检查	便携式睡眠监测	呼吸事件	俯卧-REI	\	次/小时	B
专科辅助检查	便携式睡眠监测	呼吸事件	右侧卧-REI	\	次/小时	B
专科辅助检查	便携式睡眠监测	呼吸事件	阻塞性呼吸暂停次数	\	次	B
专科辅助检查	便携式睡眠监测	呼吸事件	OAI	\	次/小时	A
专科辅助检查	便携式睡眠监测	呼吸事件	仰卧-阻塞性呼吸暂停次数	\	次	B
专科辅助检查	便携式睡眠监测	呼吸事件	仰卧-OAI	\	次/小时	A
专科辅助检查	便携式睡眠监测	呼吸事件	非仰卧-阻塞性呼吸暂停次数	\	次	B
专科辅助检查	便携式睡眠监测	呼吸事件	非仰卧-OAI	\	次/小时	A
专科辅助检查	便携式睡眠监测	呼吸事件	中枢性呼吸暂停次数	\	次	B
专科辅助检查	便携式睡眠监测	呼吸事件	CAI	\	次/小时	B
专科辅助检查	便携式睡眠监测	呼吸事件	仰卧-中枢性呼吸暂停次数	\	次	B

数据集名称	模块名称	子模块名称	数据元名称	值域	单位	数据等级
专科辅助检查	便携式睡眠监测	呼吸事件	仰卧-CAI	\	次/小时	A
专科辅助检查	便携式睡眠监测	呼吸事件	非仰卧-中枢性呼吸暂停次数	\	次	B
专科辅助检查	便携式睡眠监测	呼吸事件	非仰卧-CAI	\	次/小时	A
专科辅助检查	便携式睡眠监测	呼吸事件	混合性呼吸暂停次数	\	次	A
专科辅助检查	便携式睡眠监测	呼吸事件	MAI	\	次/小时	A
专科辅助检查	便携式睡眠监测	呼吸事件	仰卧-混合性呼吸暂停次数	\	次	B
专科辅助检查	便携式睡眠监测	呼吸事件	仰卧-MAI	\	次/小时	A
专科辅助检查	便携式睡眠监测	呼吸事件	非仰卧-混合性呼吸暂停次数	\	次	B
专科辅助检查	便携式睡眠监测	呼吸事件	非仰卧-MAI	\	次/小时	A
专科辅助检查	便携式睡眠监测	呼吸事件	低通气次数	\	次	A
专科辅助检查	便携式睡眠监测	呼吸事件	HI	\	次/小时	A
专科辅助检查	便携式睡眠监测	呼吸事件	仰卧-低通气次数	\	次	B
专科辅助检查	便携式睡眠监测	呼吸事件	仰卧-HI	\	次/小时	A
专科辅助检查	便携式睡眠监测	呼吸事件	非仰卧-低通气次数	\	次	B
专科辅助检查	便携式睡眠监测	呼吸事件	非仰卧-HI	\	次/小时	A
专科辅助检查	便携式睡眠监测	呼吸事件	总呼吸暂停-低通气时间	\	分钟	B
专科辅助检查	便携式睡眠监测	呼吸事件	平均呼吸暂停-低通气时间	\	分钟	B
专科辅助检查	便携式睡眠监测	呼吸事件	总呼吸暂停时间	\	分钟	B
专科辅助检查	便携式睡眠监测	呼吸事件	平均呼吸暂停时间	\	分钟	B
专科辅助检查	便携式睡眠监测	呼吸事件	最长呼吸暂停时间	\	分钟	B
专科辅助检查	便携式睡眠监测	呼吸事件	总低通气时间	\	分钟	B
专科辅助检查	便携式睡眠监测	呼吸事件	平均低通气时间	\	分钟	B

数据集名称	模块名称	子模块名称	数据元名称	值域	单位	数据等级
专科辅助检查	便携式睡眠监测	呼吸事件	最长低通气时间	\	分钟	B
专科辅助检查	便携式睡眠监测	体位	仰卧持续时间	\	分钟	A
专科辅助检查	便携式睡眠监测	体位	左侧卧持续时间	\	分钟	A
专科辅助检查	便携式睡眠监测	体位	俯卧持续时间	\	分钟	A
专科辅助检查	便携式睡眠监测	体位	右侧卧持续时间	\	分钟	A
专科辅助检查	便携式睡眠监测	体位	未知持续时间	\	分钟	B
专科辅助检查	便携式睡眠监测	血氧饱和度	平均血氧饱和度	\	%	A
专科辅助检查	便携式睡眠监测	血氧饱和度	最低血氧饱和度	\	%	A
专科辅助检查	便携式睡眠监测	血氧饱和度	平均血氧下降幅度	\	%	A
专科辅助检查	便携式睡眠监测	血氧饱和度	T90（血氧饱和度＜90% 的时间）	\	分钟	A
专科辅助检查	便携式睡眠监测	血氧饱和度	＞4%ODI	\	次 / 小时	A
专科辅助检查	便携式睡眠监测	血氧饱和度	＞3%ODI	\	次 / 小时	B
专科辅助检查	便携式睡眠监测	心率	最大心率	\	次 / 分	A
专科辅助检查	便携式睡眠监测	心率	最小心率	\	次 / 分	A
专科辅助检查	便携式睡眠监测	心率	平均心率	\	次 / 分	A
专科辅助检查	便携式睡眠监测	心率	标准差	\	次 / 分	A
专科辅助检查	便携式睡眠监测	心率	最大、最小心率之差	\	次 / 分	B
专科辅助检查	便携式睡眠监测	心率	仰卧–最大心率	\	次 / 分	B
专科辅助检查	便携式睡眠监测	心率	仰卧–最小心率	\	次 / 分	B
专科辅助检查	便携式睡眠监测	心率	仰卧–平均心率	\	次 / 分	B
专科辅助检查	便携式睡眠监测	心率	仰卧–标准差	\	次 / 分	B
专科辅助检查	便携式睡眠监测	心率	非仰卧–最大心率	\	次 / 分	B

数据集名称	模块名称	子模块名称	数据元名称	值域	单位	数据等级
专科辅助检查	便携式睡眠监测	心率	非仰卧-最小心率	\	次/分	B
专科辅助检查	便携式睡眠监测	心率	非仰卧-平均心率	\	次/分	B
专科辅助检查	便携式睡眠监测	心率	非仰卧-标准差	\	次/分	B
专科辅助检查	便携式睡眠监测	鼾声	打鼾次数	\	次	B
专科辅助检查	便携式睡眠监测	鼾声	打鼾指数	\	次/小时	B
专科辅助检查	便携式睡眠监测	鼾声	打鼾总时间	\	分钟	B
专科辅助检查	便携式睡眠监测	鼾声	打鼾总时间/TRT 比	\	%	C
专科辅助检查	便携式睡眠监测	鼾声	平均打鼾时间	\	分钟	B
专科辅助检查	便携式睡眠监测	鼾声	最长打鼾时间	\	分钟	B

模块名称	参考标准
治疗	《成人阻塞性睡眠呼吸暂停多学科诊疗指南（2018）》，中国医师协会睡眠医学专业委员会 《中国儿童阻塞性睡眠呼吸暂停诊断与治疗指南（2020）》，倪鑫 2012 年美国儿科学会指南，*Diagnosis and management of childhood obstructive sleep apnea syndrome* 《家庭无创正压通气临床应用技术专家共识》，中华医学会呼吸病学分会睡眠呼吸障碍学组 《诊断学》，第 9 版，人民卫生出版社 Williams textbook of endocrinology，12th ed，Elsevier 《国家基本药物目录》2018 版，国家卫生健康委员会 《耳鼻咽喉科头颈外科学》，第 9 版，人民卫生出版社 耳鼻咽喉手术 ICD 字库 手术操作分类代码国家临床版 3.0

数据集名称	模块名称	子模块名称	数据元名称	值域	单位	数据等级
治疗	一般治疗	减重	减重	是，否	\	A
治疗	一般治疗	戒烟	戒烟	是，否	\	A
治疗	一般治疗	戒酒	戒酒	是，否	\	A
治疗	一般治疗	慎用镇静催眠药物	慎用镇静催眠药物	是，否	\	A

数据集名称	模块名称	子模块名称	数据元名称	值域	单位	数据等级
治疗	非手术治疗	体位治疗	仰卧位睡眠	是，否	\	A
治疗	非手术治疗	氧疗	氧疗	是，否	\	B
治疗	非手术治疗	\	口腔矫治器（OA）	是，否	\	A
治疗	非手术治疗	\	舌下神经刺激治疗	是，否	\	B
治疗	非手术治疗		失眠认知行为治疗（CBT-I）	是，否	\	B
治疗	非手术治疗	无创气道正压通气（NPPV）	持续气道正压通气（CPAP）	是，否	\	A
治疗	非手术治疗	无创气道正压通气（NPPV）	自动持续气道正压通气（APAP）	是，否	\	A
治疗	非手术治疗	无创气道正压通气（NPPV）	双水平气道正压通气（BPAP）	是，否	\	A
治疗	手术治疗	手术名称	鼻中隔黏膜下切除术（鼻中隔偏曲矫正术）	是，否	\	A
治疗	手术治疗	手术名称	鼻中隔黏膜下切除术（鼻中隔偏曲矫正术），经鼻镜	是，否	\	A
治疗	手术治疗	手术名称	鼻中隔偏曲矫正术	是，否	\	A
治疗	手术治疗	手术名称	鼻甲射频消融术，经鼻镜	是，否	\	A
治疗	手术治疗	手术名称	鼻甲部分切除术	是，否	\	A
治疗	手术治疗	手术名称	鼻甲部分切除术，经鼻镜	是，否	\	A
治疗	手术治疗	手术名称	鼻甲激光切除术	是，否	\	A
治疗	手术治疗	手术名称	鼻甲激光切除术，经鼻镜	是，否	\	A
治疗	手术治疗	手术名称	下鼻甲等离子消融	是，否	\	A
治疗	手术治疗	手术名称	上颌窦开放术，经鼻镜	是，否	\	A

数据集名称	模块名称	子模块名称	数据元名称	值域	单位	数据等级
治疗	手术治疗	手术名称	额窦开放术，经鼻镜	是，否	\	A
治疗	手术治疗	手术名称	筛窦开放术，经鼻镜	是，否	\	A
治疗	手术治疗	手术名称	蝶窦开放术，经鼻镜	是，否	\	A
治疗	手术治疗	手术名称	多个鼻窦开放术，经鼻镜	是，否	\	A
治疗	手术治疗	手术名称	鼻窦开放	是，否	\	A
治疗	手术治疗	手术名称	扁桃体切除术	是，否	\	A
治疗	手术治疗	手术名称	扁桃体激光切除术	是，否	\	A
治疗	手术治疗	手术名称	扁桃体（射频）消融术	是，否	\	A
治疗	手术治疗	手术名称	扁桃体切除术，经内镜	是，否	\	A
治疗	手术治疗	手术名称	扁桃体伴腺样体切除术	是，否	\	A
治疗	手术治疗	手术名称	扁桃体伴腺样体切除术，经内镜	是，否	\	A
治疗	手术治疗	手术名称	扁桃体残体切除术	是，否	\	A
治疗	手术治疗	手术名称	舌扁桃体切除术	是，否	\	A
治疗	手术治疗	手术名称	腺样体切除术	是，否	\	A
治疗	手术治疗	手术名称	腺样体切除术，经鼻镜	是，否	\	A
治疗	手术治疗	手术名称	腺样体破坏术，经内镜（含激光、冷冻、电灼等）	是，否	\	A
治疗	手术治疗	手术名称	扁桃体伴腺样体消融术，经内镜	是，否	\	A
治疗	手术治疗	手术名称	扁桃体切除	是，否	\	A
治疗	手术治疗	手术名称	腺样体刮除术	是，否	\	A
治疗	手术治疗	手术名称	软腭消融术	是，否	\	A
治疗	手术治疗	手术名称	腭垂腭咽成形术（UPPP）	是，否	\	A
治疗	手术治疗	手术名称	腭咽成形术（PPP）	是，否	\	A

数据集名称	模块名称	子模块名称	数据元名称	值域	单位	数据等级
治疗	手术治疗	手术名称	改良腭垂腭咽成形术（改良 UPPP）	是，否	\	A
治疗	手术治疗	手术名称	腭垂切除术	是，否	\	A
治疗	手术治疗	手术名称	腭垂部分切除术	是，否	\	A
治疗	手术治疗	手术名称	腭垂病损破坏术（含激光、冷冻、电灼等）	是，否	\	A
治疗	手术治疗	手术名称	舌根射频消融术	是，否	\	A
治疗	手术治疗	手术名称	舌根部分切除术	是，否	\	A
治疗	手术治疗	手术名称	鼻咽部肿物切除术	是，否	\	A
治疗	手术治疗	手术名称	气管切开术	是，否	\	A
治疗	手术治疗	手术名称	耳内镜下鼓膜穿刺	是，否	\	A
治疗	手术治疗	手术名称	耳内镜下鼓膜置管	是，否	\	A
治疗	手术治疗	手术名称	鼓膜切开引流术	是，否	\	A
治疗	手术治疗	手术名称	软腭置入术	是，否	\	B
治疗	手术治疗	手术名称	牵引成骨术	是，否	\	B
治疗	手术治疗	手术名称	颏舌肌前移术	是，否	\	B
治疗	手术治疗	手术名称	舌骨前移术	是，否	\	B
治疗	手术治疗	手术名称	单颌手术	是，否	\	B
治疗	手术治疗	手术名称	双颌前移术	是，否	\	B
治疗	手术治疗	手术名称	减重代谢手术（BMS）	是，否	\	B
治疗	手术治疗	手术名称	腹腔镜胃袖状切除术（LSG）	是，否	\	B
治疗	手术治疗	手术名称	腹腔镜 Roux-en-Y 术（LRYGB）	是，否	\	B
治疗	手术治疗	手术名称	腹腔镜可调节胃绑带术（LAGB）	是，否	\	B
治疗	手术治疗	手术名称	胆胰分流合并十二指肠转位术（BPD-DS）	是，否	\	B

数据集名称	模块名称	子模块名称	数据元名称	值域	单位	数据等级
治疗	全身（用药）	降血压药	β 受体阻滞剂	阿罗洛尔, 艾司洛尔, 贝凡洛尔, 倍他洛尔, 比索洛尔, 比索洛尔氢氯噻嗪, 卡维地洛, 拉贝洛尔, 美托洛尔, 普萘洛尔, 噻吗洛尔, 索他洛尔, 氧烯洛尔, 吲哚洛尔	\	B
治疗	全身（用药）	降血压药	钙通道阻滞剂	阿折地平, 氨氯地平, 贝尼地平, 地尔硫䓬, 非洛地平, 拉西地平, 乐卡地平, 马尼地平, 门冬氨酸氨氯地平, 尼卡地平, 尼索地平, 特拉唑嗪, 维拉帕米, 西尼地平, 硝苯地平, 苯扎贝特	\	B
治疗	全身（用药）	降血压药	利尿剂	阿米洛利, 苄氟噻嗪, 布美他尼, 呋塞米, 环戊噻嗪, 螺内酯, 氢氯噻嗪, 托拉塞米, 依他尼酸, 吲达帕胺	\	B
治疗	全身（用药）	降血压药	血管紧张素 II 受体阻滞剂	阿齐沙坦酯氯噻酮, 奥美沙坦酯氢氯噻嗪, 厄贝沙坦, 坎地沙坦酯氢氯噻嗪, 氯沙坦钾氢氯噻嗪, 替米沙坦氢氯噻嗪, 缬沙坦	\	B
治疗	全身（用药）	降血压药	血管紧张素转换酶抑制剂	福辛普利钠, 福辛普利氢氯噻嗪, 精氨酸培哚普利, 卡托普利氢氯噻嗪, 喹那普利, 赖诺普利氢氯噻嗪, 雷米普利, 马来酸依那普利, 咪达普利, 培哚普利吲达帕胺, 双肼屈嗪, 盐酸贝那普利, 盐酸肼屈嗪, 依那普利氢氯噻嗪	\	B
治疗	全身（用药）	降血压药	α 肾上腺素能受体阻滞剂	丹参川芎嗪, 多沙唑嗪, 萘哌地尔, 哌唑嗪, 乌拉地尔	\	B
治疗	全身（用药）	降血压药	胍衍生物	胍法辛, 胍乙啶	\	B
治疗	全身（用药）	降血压药	甲基多巴类	甲基多巴	\	B

数据集名称	模块名称	子模块名称	数据元名称	值域	单位	数据等级
治疗	全身（用药）	降血压药	咪唑啉受体激动药	可乐定，地巴唑，莫索尼定，可乐定，地巴唑	\	B
治疗	全身（用药）	降血压药	嘧啶衍生物	米诺地尔	\	B
治疗	全身（用药）	降血压药	亚硝基铁氰化物衍生物	硝普钠	\	B
治疗	全身（用药）	降血压药	其他类	安立生坦，波生坦，利奥西呱，马昔腾坦，地舍平，肼屈嗪，利血平，银杏总黄酮双嘧达莫，薯蓣皂苷，二氮嗪	\	B
治疗	全身（用药）	激素	糖皮质激素	氢化可的松，可的松，泼尼松，泼尼松龙，甲泼尼龙，地塞米松	\	A
治疗	全身（用药）	激素	吸入性糖皮质激素	布地奈德，氟替卡松	\	A
治疗	局部（用药）	支气管舒张剂	支气管舒张剂	特布他林，沙丁胺醇，异丙托溴铵	\	A
治疗	局部（用药）	祛痰药	祛痰药	吸入用乙酰半胱氨酸，盐酸氨溴索	\	A
治疗	全身（用药）	抗过敏药	抗组胺药	苯海拉明，异丙嗪，氯苯那敏，赛庚啶	\	A
治疗	全身（用药）	抗过敏药	过敏反应介质阻滞剂	色甘酸钠（咽泰），色羟丙钠，酮替芬（甲沙噻庚酮）	\	A
治疗	全身（用药）	抗过敏药	白三烯拮抗剂	是，否	\	A
治疗	全身（用药）	抗过敏药	肥大细胞膜稳定剂	曲尼司特，酮替芬	\	A
治疗	全身（用药）	抗过敏药	恩替卡韦	是，否	\	B
治疗	全身（用药）	抗过敏药	利巴韦林	是，否	\	B
治疗	全身（用药）	抗生素	青霉素	是，否	\	A
治疗	全身（用药）	抗生素	耐酶青霉素	苯唑西林钠，氯唑西林，双氯西林，其他	\	A

数据集名称	模块名称	子模块名称	数据元名称	值域	单位	数据等级
治疗	全身（用药）	抗生素	广谱青霉素	氨苄西林, 阿莫西林, 匹氨西林, 哌拉西林, 其他	\	A
治疗	全身（用药）	抗生素	抗铜绿假单胞菌广谱青霉素	羧苄西林, 磺苄西林, 替卡西林, 其他	\	A
治疗	全身（用药）	抗生素	头孢菌素类（一代头孢）	头孢氨苄, 头孢唑林, 头孢羟氨苄, 头孢拉定, 其他	\	A
治疗	全身（用药）	抗生素	头孢菌素类（二代头孢）	头孢克洛, 头孢呋辛钠, 头孢孟多, 其他	\	A
治疗	全身（用药）	抗生素	头孢菌素类（三代头孢）	头孢噻肟, 头孢曲松, 头孢哌酮, 头孢他啶, 其他	\	A
治疗	全身（用药）	抗生素	头孢菌素类（四代头孢）	头孢吡肟, 头孢克定, 头孢匹罗, 其他	\	A
治疗	全身（用药）	抗生素	非典型 β 内酰胺类抗生素	头孢西丁, 头孢美唑, 头孢替坦, 亚胺培南, 美罗培南, 其他	\	B
治疗	全身（用药）	抗生素	氨基糖苷类抗生素	链霉素, 卡那霉素, 妥布鑫素, 其他	\	A
治疗	全身（用药）	抗生素	大环内酯类抗生素	红霉素, 克林霉素, 阿奇霉素, 其他	\	A
治疗	全身（用药）	抗生素	四环素类抗生素	四环素, 土霉素, 多西环素, 其他	\	A
治疗	全身（用药）	抗生素	氯霉素类抗生素	氯霉素, 甲砜霉素, 其他	\	A
治疗	全身（用药）	抗生素	林可酰胺类抗生素	林可霉素, 克林霉素, 其他	\	A
治疗	全身（用药）	抗生素	喹诺酮类抗生素	吡哌酸, 诺氟沙星, 氧氟沙星, 其他	\	A
治疗	全身（用药）	抗生素	磺胺类抗生素	磺胺嘧啶, 复方磺胺甲噁唑, 磺胺甲噁唑, 其他	\	A
治疗	全身（用药）	抗生素	糖肽类抗生素	万古霉素, 去甲万古霉素, 替考拉宁, 其他	\	B
治疗	全身（用药）	抗生素	硝基咪唑类抗生素	甲硝唑, 替硝唑, 奥硝唑, 其他	\	A

数据集名称	模块名称	子模块名称	数据元名称	值域	单位	数据等级
治疗	全身（用药）	降糖药	DPP-4 抑制剂降血糖药	阿格列汀，利格列汀，沙格列汀，维格列汀，西格列汀	\	A
治疗	全身（用药）	降糖药	GLP-1 受体激动剂降血糖药	艾塞那肽，贝那鲁肽，度拉糖肽，洛塞那肽，利拉鲁肽，利思那肽	\	A
治疗	全身（用药）	降糖药	胰岛素类降血糖药	德谷胰岛素，重组甘精胰岛素，谷赖胰岛素，赖脯胰岛素，门冬胰岛素，重组人胰岛素，精蛋白生物合成人胰岛素，胰岛素，重塑门冬胰岛素，重组赖脯胰岛素，腺苷三磷酸辅酶胰岛素，地特胰岛素	\	A
治疗	全身（用药）	降糖药	SGLT-2 抑制剂降血糖药	达格列净，卡格列净，恩格列净	\	A
治疗	全身（用药）	降糖药	α 糖苷酶抑制剂降血糖药	阿卡波糖，伏格列波糖，米格列醇	\	A
治疗	全身（用药）	降糖药	复方降血糖药	二甲双胍格列齐特，二甲双肌格列本脲，二甲双肌格列吡嗪，卡格列净二甲双胍，二甲双胍维格列汀，洛伐他汀烟酸	\	A
治疗	全身（用药）	降糖药	格列奈类降血糖药	米格列奈，那格列奈，瑞格列奈	\	A
治疗	全身（用药）	降糖药	磺酰脲类降血糖药	格列本脲，格列齐特，格列吡嗪，格列喹酮，格列美脲，甲苯磺丁脲，氯磺丙脲，妥拉磺脲	\	A
治疗	全身（用药）	降糖药	醛糖还原酶抑制药	依帕司他	\	A
治疗	全身（用药）	降糖药	噻唑烷二酮类降血糖药	吡格列酮，罗格列酮	\	A
治疗	全身（用药）	降糖药	双胍类降血糖药	苯乙双胍	\	A
治疗	全身（用药）	降脂药	烟酸类降血脂药	阿昔莫司	\	A
治疗	全身（用药）	降脂药	贝特类降血脂药	苯扎贝特，非诺贝特	\	A
治疗	全身（用药）	降脂药	苯氧乙酸类降血脂药	环丙贝特	\	A

数据集名称	模块名称	子模块名称	数据元名称	值域	单位	数据等级
治疗	全身（用药）	降脂药	调节血脂辅助用药	弹性酶	\	B
治疗	全身（用药）	降脂药	他汀类降血脂药	阿托伐他汀，氨氯地平阿托伐他汀，氟伐他汀，洛伐他汀，瑞舒伐他汀，普伐他汀，匹伐他汀，辛伐他汀，依折麦布辛伐他汀	\	A
治疗	全身（用药）	降脂药	其他降血脂药	阿利西尤单抗，大豆磷脂，多烯酸乙酯，吉非贝齐，考来烯胺，考来替泊，氯贝丁酯，氯贝酸铝，卵磷脂，普罗布考，葡甘聚糖，烟酸，益多酯，依折麦布，依洛尤单抗，维生素亚油酸，藻酸双酯钠，甘糖酯	\	A
治疗	全身（用药）	降脂药	中药制剂	川芎嗪	\	B
治疗	全身（用药）	胃酸分泌相关	镁化合物	铋镁豆蔻，铝酸铋/碳酸镁/碳酸氢钠，氧化镁	\	B
治疗	全身（用药）	胃酸分泌相关	铝化合物	阿司匹林/碳酸镁/甘羟铝/酒石酸，甘羟铝，磷酸铝，尿囊素铝，氢氧化铝，氢氧化铝/碳酸氢钠/颠茄	\	B
治疗	全身（用药）	胃酸分泌相关	钙化合物	甘氨酸/碳酸钙，碳酸钙，碳酸钙/二甲硅，碳酸钙/氢氧化铝/三硅酸镁，碳酸钙甘氨酸	\	B
治疗	全身（用药）	胃酸分泌相关	铝、钙、镁化合物类复合物	海藻酸，海藻酸/氢氧化铝/三硅酸镁，铝碳酸镁，铝碳酸镁，铝镁加，镁加铝，氢氧化铝/三硅酸镁/氧化镁/碳酸钙，三硅酸镁/氢氧化铝/海藻酸，维生素U/生物淀粉酶2000/氢氧化钠铝/氢氧化镁	\	B

数据集名称	模块名称	子模块名称	数据元名称	值域	单位	数据等级
治疗	全身（用药）	胃酸分泌相关	制酸药	大黄/碳酸氢钠，大黄/碳酸氢钠/薄荷油，龙胆/碳酸氢钠，胶体果胶铋，胶体酒石酸铋，铝酸铋，氢氧化铝/氢氧化镁/二甲硅油，三硅酸，维生素U/碳酸氢钠/三硅酸镁，碱式硝酸铋/碳酸氢钠/碳酸镁	\	A
治疗	全身（用药）	胃酸分泌相关	H_2受体拮抗剂	薄荷脑，丙谷胺/西咪替丁，法莫替丁，碳酸钙/法莫替丁/氢氧化镁，枸橼酸铋雷尼替丁，拉呋替丁，雷尼替丁，罗沙替丁，尼扎替丁，西咪替丁	\	A
治疗	全身（用药）	胃酸分泌相关	前列腺素类	米索前列醇，前列腺素	\	B
治疗	全身（用药）	胃酸分泌相关	质子泵抑制剂	奥美拉唑，奥美拉唑/碳酸氢钠，艾普拉唑，艾司奥美拉唑，雷贝拉唑，兰索拉唑，泮托拉唑，替戈拉生，右兰索拉唑	\	A
治疗	全身（用药）	胃酸分泌相关	其他	丙谷胺，多司马酯，儿茶，甘珀酸，枸橼酸铋，吉法酯，聚普瑞锌，碱式水杨酸铋，次水杨酸铋，碱式碳酸铋，甲溴贝那替秦，硫糖铝，哌仑西平，曲昔派特，瑞巴派特，索法酮，替普瑞酮，胃膜素，胃膜素/次碳酸秘/碳酸镁/碳酸钙/维生素U，伏诺拉生，维生素U，溴甲贝那替秦，胸腺蛋白，依卡倍特，伊索拉定	\	B

附录　量表及问卷

附表 1　反流症状指数量表（reflux symptom index，RSI）

在过去几个月哪些症状困扰你	0= 无症状				5= 非常严重	
声嘶或发声障碍	0	1	2	3	4	5
持续清嗓	0	1	2	3	4	5
痰过多或鼻涕倒流	0	1	2	3	4	5
吞咽食物、水或药片不利	0	1	2	3	4	5
饭后或躺下后咳嗽	0	1	2	3	4	5
呼吸不畅或反复窒息发作	0	1	2	3	4	5
咳嗽	0	1	2	3	4	5
咽喉异物感	0	1	2	3	4	5
胃灼热、胸痛、胃痛	0	1	2	3	4	5

注：记录总分，评分＞13分，可诊断为疑似咽喉反流性疾病。

附表 2 反流体征评分量表（reflux finding score，RFS）

假声带沟	0= 无	2= 存在			
喉室消失	0= 无	2= 部分	4= 完全		
红斑 / 充血	0= 无	2= 局限于杓状软骨	4= 弥漫		
声带水肿	0= 无	1= 轻度	2= 中度	3= 重度	4= 任克间隙水肿
弥漫性水肿	0= 无	1= 轻度	2= 中度	3= 重度	4= 阻塞
后联合增生	0= 无	1= 轻度	2= 中度	3= 重度	4= 阻塞
肉芽肿	0= 无	2= 存在			
喉内黏稠黏液附着	0= 无	2= 存在			

注：记录总分，评分＞ 7 分，可诊断为疑似咽喉反流性疾病。

附表 3 匹兹堡睡眠质量指数（Pittsburgh sleep quality index，PSQI）

近一个月，晚上上床睡觉的时间通常是（   ）点。（24 小时制）

近一个月，从上床到入睡通常需要（   ）分钟。

近一个月，通常早上（   ）点起床。（24 小时制）

近一个月，每夜通常实际睡眠（   ）小时。（不等于卧床时间）

下列问题请选出最适合你的答案

近一个月，因下列情况影响睡眠而烦恼：

A. 入睡困难（30 分钟内不能入睡）	（1）无	（2）＜1 次 / 周	（3）1～2 次 / 周	（4）≥3 次 / 周
B. 夜间易醒或早醒	（1）无	（2）＜1 次 / 周	（3）1～2 次 / 周	（4）≥3 次 / 周
C. 夜间如厕	（1）无	（2）＜1 次 / 周	（3）1～2 次 / 周	（4）≥3 次 / 周
D. 呼吸不畅	（1）无	（2）＜1 次 / 周	（3）1～2 次 / 周	（4）≥3 次 / 周
E. 咳嗽或鼾声高	（1）无	（2）＜1 次 / 周	（3）1～2 次 / 周	（4）≥3 次 / 周
F. 感觉冷	（1）无	（2）＜1 次 / 周	（3）1～2 次 / 周	（4）≥3 次 / 周
G. 感觉热	（1）无	（2）＜1 次 / 周	（3）1～2 次 / 周	（4）≥3 次 / 周
H. 做噩梦	（1）无	（2）＜1 次 / 周	（3）1～2 次 / 周	（4）≥3 次 / 周
I. 疼痛不适	（1）无	（2）＜1 次 / 周	（3）1～2 次 / 周	（4）≥3 次 / 周
J. 其他影响睡眠的事情	（1）无	（2）＜1 次 / 周	（3）1～2 次 / 周	（4）≥3 次 / 周
近一个月，总的来说，你认为自己的睡眠质量	（1）很好	（2）较好	（3）较差	（4）很差
近一个月，你用药物催眠的情况	（1）无	（2）＜1 次 / 周	（3）1～2 次 / 周	（4）≥3 次 / 周
近一个月，你常感到困倦吗?	（1）无	（2）＜1 次 / 周	（3）1～2 次 / 周	（4）≥3 次 / 周
近一个月，你做事情的精力不足吗?	（1）没有	（2）偶尔有	（3）有时有	（4）经常有

结果分析

成分一：睡眠质量（subjective sleep quality）（根据条目 6 计分）	0= 很好	1= 较好	2= 较差	3= 很差
成分二：入睡时间（sleep latency）（根据条目 2、条目 5A 分数相加）	0=0	1=1 ～ 2	2=3 ～ 4	3=5 ～ 6
（1）条目 2	0= ≤ 15 分	1=16 ～ 30 分	2=31 ～ 60 分	3= > 60 分
（2）条目 5A	0= 无	1= < 1 次 / 周	2=1 ～ 2 次 / 周	3= ≥ 3 次 / 周
成分三：睡眠时间（sleep duration）（根据条目 4 计分）	0= > 7 小时	1=6 ～ 7 小时	2=5 ～ 6 小时	3= < 5 小时
成分四：睡眠效率（habitual sleep efficiency），（根据条目 1、3、4 计分）				
（1）床上时间 = 起床时间（条目 3）– 上床时间（条目 1）				
（2）睡眠效率 = 睡眠时间（条目 4）+ 床上时间 ×100%				
（3）睡眠效率计分	0= > 85%	1=75% ～ 84%	2=65% ～ 74%	3= < 65%
成分五：睡眠障碍（sleep disturbance）（根据条目 5B ～ J 计分）				
（1）各条目计分	0= 无	2= < 1 次 / 周	3=1 ～ 2 次 / 周	4= ≥ 3 次 / 周
（2）睡眠障碍计分：累积 5B 到 5J 总分	0=0	1=1 ～ 9	2=10 ～ 18	3=19 ～ 27
成分六：催眠药物（used sleep medication）（根据条目 7 计分）	0= 无	1= < 1 次 / 周	2=1 ～ 2 次 / 周	3= ≥ 3 次 / 周
成分七：日间功能障碍（daytime dysfunction）（根据条目 8、条目 9 分数相加）	0=0	1=1 ～ 2	2=3 ～ 4	3=5 ～ 6
（1）条目 8 计分	0= 无	1= < 1 次 / 周	2=1 ～ 2 次 / 周	3= ≥ 3 次 / 周
（2）条目 9 计分	0= 没有	1= 偶尔有	2= 有时有	3= 经常有

附表 4   爱泼沃斯嗜睡量表（Epworth sleepiness scale，ESS）

在下列情况下你打瞌睡（不仅仅是感到疲倦）的可能如何？这是指你最近几个月通常的生活情况：假如你最近没有做过其中的某些事情，请试着填上它们可能会给你带来多大的影响。运用下列标度给每种情况选出最适当的数字，从每一行中选一个最符合你情况的数字。

情况	打瞌睡的可能（0= 从不打瞌睡；1= 轻度可能打瞌睡；2= 中度可能打瞌睡；3= 很可能）			
坐着阅读书刊	0	1	2	3
看电视	0	1	2	3
在公共场所坐着不动（如在剧场或开会）	0	1	2	3
作为乘客在汽车中坐 1 小时，中间不休息	0	1	2	3
在环境许可时，下午躺下休息	0	1	2	3
坐下与人谈话	0	1	2	3
午餐不喝酒，餐后安静地坐着	0	1	2	3
遇堵车时停车数分钟	0	1	2	3

注：＞6 分提示瞌睡；＞11 分则表示过度瞌睡；＞16 分提示有危险性的瞌睡。

附表 5 魁北克睡眠问卷（Quebec sleep questionnaire，QSQ）

这个问卷将了解过去 4 周内您的行为和感觉。您将被问及睡眠呼吸暂停对您的日常生活、感情功能、社会交往的影响，以及引发的相关症状。

过去 4 周内	总是	很经常	较经常	一般会	较少会	很少会	从不
1. 您是否需要强打精神才能进行日常活动	1	2	3	4	5	6	7
2. 夜晚与朋友同处时，是否会打扰他（她）	1	2	3	4	5	6	7
3. 您是否感到不愿意与您的配偶、孩子或朋友一起做事情	1	2	3	4	5	6	7
4. 您是否每晚夜尿不止一次	1	2	3	4	5	6	7
5. 您是否感到抑郁（精神不振、情绪低落）	1	2	3	4	5	6	7
6. 您是否感到焦虑或害怕做错了什么事情	1	2	3	4	5	6	7
7. 您是否白天需要打盹小憩	1	2	3	4	5	6	7
8. 您是否感到急躁不耐烦	1	2	3	4	5	6	7
9. 您是否夜晚会经常醒来（超过 2 次）	1	2	3	4	5	6	7
10. 您是否感到记忆力差	1	2	3	4	5	6	7
11. 您是否感到难以集中注意力	1	2	3	4	5	6	7
12. 得知您的鼾声令人烦恼或不愉快，您是否感到很不安	1	2	3	4	5	6	7
13. 对于您与家人及密友的关系，您是否感到很内疚	1	2	3	4	5	6	7
14. 您是否注意到自己的工作表现下降了	1	2	3	4	5	6	7
15. 您是否担忧心脏会出毛病或过早死亡	1	2	3	4	5	6	7
16. 在白天需要努力才能保持清醒	1	2	3	4	5	6	7
17. 您是否感到精力下降	1	2	3	4	5	6	7
18. 您是否感到过度疲倦	1	2	3	4	5	6	7

阻塞性睡眠呼吸暂停标准数据集

过去 4 周内	总是	很经常	较经常	一般会	较少会	很少会	从不
19. 您是否感到需要额外的努力，才能从事和完成日常工作	1	2	3	4	5	6	7
20. 如果没有刺激或活动，就睡着了	1	2	3	4	5	6	7
21. 醒来时感到口腔及咽部干燥或疼痛	1	2	3	4	5	6	7
22. 夜里醒来后，很难再次入睡	1	2	3	4	5	6	7
23. 感到乏力	1	2	3	4	5	6	7
24. 担心夜间睡眠时呼吸停止的次数	1	2	3	4	5	6	7
25. 打鼾声音大	1	2	3	4	5	6	7
26. 集中注意力有困难	1	2	3	4	5	6	7
27. 入睡很突然	1	2	3	4	5	6	7
28. 夜间醒来时感到憋闷、窒息	1	2	3	4	5	6	7
29. 晨起感觉精神不振和（或）疲乏	1	2	3	4	5	6	7
30. 感到自己睡眠得不到休息	1	2	3	4	5	6	7
31. 阅读时很难保持清醒	1	2	3	4	5	6	7
32. 开车时需要努力驱除困意	1	2	3	4	5	6	7

注：QSQ 是患者自评式标准化的量表，共 5 个维度 32 个条目：①白天嗜睡（条目 7、条目 16、条目 20、条目 27、条目 31、条目 32，共 6 个条目）；②白天症状（条目 1、条目 10、条目 11、条目 14、条目 17、条目 18、条目 19、条目 23、条目 26、条目 29，共 10 个条目）；③夜间症状（条目 4、条目 9、条目 21、条目 22、条目 25、条目 28、条目 30，共 7 个条目）；④情绪（条目 5、条目 6、条目 8、条目 15、条目 24，共 5 个条目）；⑤社会交往（条目 2、条目 3、条目 12、条目 13，共 4 个条目）。QSQ 量表总分 =5 个维度的平均分之和 /5，分值越高，生活质量越好。

附表6　医院焦虑抑郁量表（hospital anxiety and depression scale，HADS）

这个测试量表是为帮助医生了解患者情绪而设定的，请详细阅读，尽量在较短的时间内对答案做出选择。

项目	评分			
1. 我感到紧张或痛苦（A）	0= 根本没有	1= 有时	2= 大多时候	3= 几乎所有时候
2. 我对以往感兴趣的事情还是感兴趣（D）	0= 肯定一样	1= 不像以前那么多	2= 只有一点	3= 基本没有了
3. 我感到有些害怕，好像预感到有什么可怕的事情要发生（A）	0= 根本没有	1= 有一点，但并不使我苦恼	2= 是的，但并不太严重	3= 非常肯定和十分严重
4. 我能够哈哈大笑，并看到事物有趣的一面（D）	0= 我经常这样	1= 我现在已经不大这样了	2= 现在肯定是不太多了	3= 根本没有
5. 我心中充满烦恼（A）	0= 偶然如此	1= 时时，但并不经常	2= 常常如此	3= 大多数时间
6. 我感到愉快（D）	0= 多数时间	1= 有时	2= 并不经常这样	3= 根本没有
7. 我能够安闲而轻松地坐着（A）	0= 肯定	1= 经常	2= 并不经常	3= 根本没有
8. 我感到人好像变迟钝了（D）	0= 根本没有	1= 有时	2= 很经常	3= 几乎所有时间
9. 我感到一种令人发抖的恐惧（A）	0= 根本没有	1= 有时	2= 很经常	3= 非常经常
10. 我对自己的外表（打扮自己）失去兴趣（D）	0= 根本没有	1= 并不经常	2= 经常	3= 肯定
11. 我有点坐立不安，好像感到非要活动不可（A）	0= 根本没有	1= 并不多	2= 是不少	3= 确实非常多
12. 我怀着愉快的心情憧憬未来（D）	0= 差不多是这样做的	1= 并不完全是这样做的	2= 很少这样做	3= 几乎从来不这样做
13. 我突然有恐惧感（A）	0= 根本没有	1= 并不经常	2= 时常	3= 确实很经常
14. 我能欣赏一本好书或一项好的广播或电视节目（D）	0= 常常	1= 有时	2= 并不经常	3= 很少

注：D 代表抑郁，A 代表焦虑，分别统计 A、D 因子得分。

总分 0～7 分代表无抑郁或焦虑；总分 8～10 分代表可能或"临界"抑郁或焦虑；总分 11～20 分代表可能有明显抑郁或焦虑。

附表 7　失眠严重程度指数量表（insomnia severity index，ISI）

针对下面每一个问题，圈出选定答案的相应数字：					
1. 描述您最近（如最近 2 周）失眠问题的严重程度	0= 无	1= 轻度	2= 中度	3= 重度	4= 极重度
A. 入睡困难	0	1	2	3	4
B. 维持睡眠困难	0	1	2	3	4
C. 早醒	0	1	2	3	4
2. 对您当前睡眠模式的满意度	0= 很满意	1= 满意	2= 一般	3= 不满意	4= 很不满意
3. 您认为您的睡眠问题在多大程度上干扰了您的日间功能（如日间疲劳、处理工作和日常事务的能力、注意力、记忆力、情绪等）	0= 没有干扰	1= 轻微	2= 有些	3= 较多	4= 很多干扰
4. 与其他人相比，您的失眠对您的生活质量有多大程度的影响或损害	0= 没有	1= 一点	2= 有些	3= 较多	4= 很多
5. 您对自己的当前睡眠问题有多大程度的担忧（或沮丧）	0= 没有	1= 一点	2= 有些	3= 较多	4= 很多

注：所有项目得分相加，0～7 分，无临床意义的失眠；8～14 分，亚临床意义失眠；15～21 分，临床失眠（中度）；22～28 分，临床失眠（重度）。

附表 8　不宁腿综合征问卷（restless legs syndrome questionnaire，RLSQ）

请您根据自身的情况作答，圈出最适合的答案。

1. 当坐着 / 躺下时，腿部会出现或之前也反复出现过令人不愉快的感觉或刺痛感吗？	是，不是
如果选择是，您怎样描述这种感觉？	a. 疼痛感　　b. 令人不愉快 c. 既疼痛又令人不愉快
2. 当坐着或躺下时，双腿会出现或之前反复出现过迫切活动腿部的愿望吗？	是，不是
如果选择是，您需要活动全身而不仅仅是活动腿部吗？	a. 必须活动的感觉，有时会很急促，以至于不能抵制它 b. 只是单纯的活动腿部或上肢就可以了
3. 当坐着或躺下时，腿部会不自主地跳动 / 活动吗？	是，不是
如果选择是，与双腿的不适感觉是有关的吗？	是，不是
如果选择是，这种不自主运动发生的频率如何？	a. 很少　　b. 偶尔　　c. 频繁　　d. 几乎总是
这种不自主运动只发生在您入睡前吗？	是，不是
4. 您会感到或之前反复出现过，非常痒以至于不能在一个地方待着或必须要活动上肢或下肢才可以吗？	是，不是
当 1 ～ 4 题中至少有一个答案为"是"时，请您继续回答以下的问题。如果上述所有问题您均回答"否"，请停止答题。	
5. 当这些感觉或运动发生时，静息（坐着或躺下）会比活动时更重吗？	是，不是
6. 当这些感觉或运动发生时，起来行走是否减轻 / 消失？请努力回忆，可能观察到这些感觉 / 运动在您停止行走后又会加重，继续行走又会减轻？	是，不是，不太清楚
5 ～ 6 题中至少有一个答案为"是"，请您继续回答以下的问题。如果上述两个问题均回答"否"，请停止答题。	
7. 当这些感觉或运动发生时，晚上或夜间会加重吗？	是，不是
8. 当这些感觉或运动刚开始出现时，晚上或夜间更严重吗？（不是问现在，了解以前的情况）	是，不是

附表9　睡眠呼吸暂停初筛量表（Stop-Bang 问卷）

Stop-Bang 问卷		
打鼾（snoring） 你打鼾的声音会大到关上房间门都可以被听到吗？或者你的床伴儿会因为你打鼾而推醒你吗	是	否
疲惫（tiredness） 你是否经常在白天感到疲倦、犯困，甚至在开车时睡着	是	否
呼吸暂停（observed apneas） 有人观察到你在睡觉时出现呼吸暂停或窒息吗	是	否
血压（blood pressure） 你现在血压高吗？是否正在服用降压药控制血压	是	否
你的体重指数（BMI）有超过 35kg/m^2 吗 BMI= 体重（kg）/ 身高（m）^{2}	是	否
你的年龄超过 50 岁了吗（age）	是	否
你的颈围大吗（neck circumference）（从喉结处绕一圈测量） 男性≥ 43cm；女性≥ 40cm	是	否
你是男性吗（gender）	是	否

注：0 ～ 2 个问题回答"是"，OSA 低风险；3 ～ 4 个问题回答"是"，OSA 中风险；5 ～ 8 个问题回答"是"，OSA 高风险。

附表 10　儿科睡眠问卷：睡眠相关呼吸障碍分量表（sleep-related breathing disorder，SRBD）

请回答您的孩子在清醒和睡眠时行为相关的问题。问卷主要询问过去 1 个月内您孩子常见的表现，而不是最近几天的情况，因为可能由于孩子不舒服导致最近几天的表现不能代表过去的总体情况。

项目	情况		
1. 睡觉的时候，您的孩子是否有如下表现			
有超过一半的时间打鼾	是	否	不知道
总是打鼾	是	否	不知道
有"粗重"或响亮的呼吸音	是	否	不知道
有呼吸困难，或者用力呼吸	是	否	不知道
2. 您是否曾经看到孩子在夜间睡眠时停止呼吸	是	否	不知道
3. 您的孩子是否有如下表现			
白天倾向于用口呼吸	是	否	不知道
早晨醒来后感觉口干	是	否	不知道
偶尔尿床	是	否	不知道
4. 您的孩子是否存在下述情况			
早上感觉睡不醒	是	否	不知道
白天嗜睡	是	否	不知道
5. 老师或者其他照料者反映过孩子白天嗜睡吗	是	否	不知道
6. 您的孩子是否早上难以叫醒	是	否	不知道
7. 您的孩子早上醒后头痛吗	是	否	不知道
8. 您的孩子出生后某段时间曾有过停止生长发育	是	否	不知道
9. 您的孩子超重吗	是	否	不知道

项目	情况		
10. 孩子经常会存在下述情况吗			
对他说话时他像没有听到	是	否	不知道
规划任务或活动有困难	是	否	不知道
很容易因为外界的刺激而分散注意力	是	否	不知道
手足不停地动或坐不住	是	否	不知道
总是"忙碌"或表现如"有发动机不停运转"	是	否	不知道
打断或打扰别人（如不合时宜打断别人的对话/游戏）	是	否	不知道

注：回答"是"=1，"否"=0，或者"不知道"=漏掉。回答肯定（"是"）的症状条目数除以回答肯定和否定的条目数之和；分母要去掉漏答和回答"不知道"的条目数。最后的结果是一个数字，从 0 ～ 1.0 的比值。比值＞0.33 被认为是阳性的，并且提示存在儿童睡眠相关呼吸障碍风险较高。

附表 11 简易智力状态检查量表（mini-mental state examination，MMSE）

项目			积分				
定向力（10分）	1. 今年是哪一年					1	0
	现在是什么季节					1	0
	现在是几月份					1	0
	今天是几号					1	0
	今天是周几					1	0
	2. 您住在哪个省					1	0
	您住在哪个县（区）					1	0
	您住在哪个乡（街道）					1	0
	咱们现在在哪个医院					1	0
	咱们现在在第几层楼					1	0
记忆力（3分）	3. 告诉您3种东西，我说完后，请您重复一遍并记住，稍后还会询问您（各1分，共3分）			3	2	1	0
注意力和计算力（5分）	4. 100–7=？ 连续减5次 （93、86、79、72、65。各1分，共5分。若答错了，但下一个答案正确，只记一次错误）	5	4	3	2	1	0
回忆能力（3分）	5. 现在请您说出我刚才告诉您让您记住的那些东西			3	2	1	0
语言能力（9分）	6. 命名能力：出示手表，询问这个是什么东西					1	0
	出示钢笔，询问这个是什么东西					1	0
	7. 复述能力：我现在说一句话，请跟我清楚地重复一遍（44只石狮子）						
	8. 阅读能力：（闭上您的眼睛）请您念念这句话，并按上面意思去做						
	9. 三步命令：我给您一张纸请您按我说的去做，现在开始："用右手拿着这张纸，用两只手将它对折起来，放在您的左腿上。"（每个动作1分，共3分）					1	0
	10. 书写能力：要求受试者自己写一句完整的句子					1	0
	11. 结构能力：（出示图案）请你照上面图案画下来						

注：分数在 27～30 分，正常；分数 < 27 分，认知功能障碍：21～26 分，轻度；10～20 分，中度；0～9 分，重度。

附表 12　康纳教师评定量表（Conners teacher rating scale，CTRS）

请在每个项目右边按不同程度打钩（√）	无	稍有	相当多	很多
1. 扭动不停	0	1	2	3
2. 在不应出声的场合制造噪声	0	1	2	3
3. 提出要求必须立即得到满足	0	1	2	3
4. 动作粗鲁（唐突无礼）	0	1	2	3
5. 暴怒及不能预料的行为	0	1	2	3
6. 对批评过分敏感	0	1	2	3
7. 容易分心或注意力不集中成为问题	0	1	2	3
8. 妨害其他儿童	0	1	2	3
9. 白日梦	0	1	2	3
10. 噘嘴和生气	0	1	2	3
11. 情绪变化迅速和激烈	0	1	2	3
12. 好争吵	0	1	2	3
13. 能顺从权威	0	1	2	3
14. 坐立不定。经常"忙碌"	0	1	2	3
15. 易兴奋，易冲动	0	1	2	3
16. 过分要求教师的注意	0	1	2	3
17. 好像不为集体所接受	0	1	2	3
18. 好像容易被其他小孩领导	0	1	2	3

请在每个项目右边按不同程度打钩（√）	无	稍有	相当多	很多
19. 缺少公平合理竞赛的意识	0	1	2	3
20. 好像缺乏领导能力	0	1	2	3
21. 做事有始无终	0	1	2	3
22. 稚气和不成熟	0	1	2	3
23. 抵赖错误或归罪他人	0	1	2	3
24. 不能与其他儿童相处	0	1	2	3
25. 与同学不合作	0	1	2	3
26. 在努力中容易泄气（灰心丧气）	0	1	2	3
27. 与教师不合作	0	1	2	3
28. 学习困难	0	1	2	3

注：品行问题，因子Ⅰ包括项目有4、5、6、10、11、12、23、27；多动，因子Ⅱ包括项目有1、2、3、8、14、15、16；不注意-被动，因子Ⅲ包括项目有7、9、18、20、21、22、26、28；多动指数包括项目有1、5、7、8、10、11、14、15、21、26。

附表 13 柏 林 问 卷

问卷内容	选项	评分标准
第一局部		
1. 睡觉打鼾	（1）是；（2）不是；（3）不知道	选 1 得 1 分
2. 鼾声程度	（1）比正常呼吸稍大；（2）同谈话音量；（3）比谈话音量高；（4）音量高可以影响隔壁	选择 3 或 4 得 1 分
3. 打鼾频率	（1）几乎每天；（2）每周 3～4 次；（3）每周 1～2 次；（4）每个月 1～2 次；（5）很少或几乎没有	选择 1 或 2 得 1 分
4. 鼾声影响他人	（1）是；（2）不是；（3）不知道	选择 1 得 1 分
5. 睡觉中是否有呼吸暂停现象	（1）几乎每天；（2）每周 3～4 次；（3）每周 12 次；（4）每个月 12 次；（5）很少或几乎没有	选择 1 或 2 得 1 分
第二局部		
6. 睡醒后疲乏频率	（1）几乎每天；（2）每周 3～4 次；（3）每周 12 次；（4）每个月 12 次；（5）很少或几乎没有	选择 1 或 2 得 1 分
7. 白天清醒时是否疲乏	（1）几乎每天；（2）每周 3～4 次；（3）每周 12 次；（4）每个月 12 次；（5）很少或几乎没有	选择 1 或 2 得 1 分
8. 开车是否有困意或睡着	（1）是；（2）不是；（3）不知道	选择 1 得 1 分
9. 上一个问题的频率	（1）几乎每天；（2）每周 3～4 次；（3）每周 12 次；（4）每个月 12 次；（5）很少或几乎没有	选择 1 或 2 得 1 分
10. 是否高血压	（1）是；（2）不是；（3）不知道	选择 1 得 1 分
11. 体重指数（BMI）$\geq 30\text{kg/m}^2$	（1）是；（2）不是；（3）不知道	选择 1 得 1 分

注：第一局部所得分数相加，如果总分 $\geq$ 2 分说明第一局部阳性；第二局部所得分数相加，如果总分 $\geq$ 2 分说明第二局部阳性；如果第 10 题的答复是"是"或者 BMI $\geq 30\text{kg/m}^2$，那么第三局部是阳性的。

如果有大于等于两个局部的得分是阳性的：存在睡眠呼吸暂停高风险。

如果只有一个局部或者没有得分是阳性的：存在睡眠呼吸暂停低风险。

附表 14　12 项一般健康问卷（GHQ-12）

项目	从不	很少	有时	经常
1. 能集中精力于你所做的任何事情吗	1	2	3	4
2. 由于焦虑而失眠	1	2	3	4
3. 感到对事物发挥作用了吗	1	2	3	4
4. 感到对事物能做出决定吗	1	2	3	4
5. 一直感到精神紧张吗	1	2	3	4
6. 感到不能克服困难吗	1	2	3	4
7. 能喜欢日常的活动吗	1	2	3	4
8. 能不回避矛盾吗	1	2	3	4
9. 感到不高兴和抑郁吗	1	2	3	4
10. 对自己失去信心了吗	1	2	3	4
11. 认为自己是一个没有价值的人	1	2	3	4
12. 总体来看，感到适度的愉快吗	1	2	3	4

注：该问卷共包含 12 个项目，采纳 4 级记分，从"从不"计 1 分到"经常"计 4 分，得分范围在 12～48 分，分数越高，表示心理健康水平越低，分数 ≥ 27 分为心理情况不好。这其中有 6 项为踊跃性项目，回答"很少"或"从不"者视为异样；6 项为悲观性项目，回答"经常"或"有时"者视为异样。

附表 15   儿童 OSAHS 疾病特异性生活质量调查（OSA-18）

项目	几乎无 （0～1次/月）	绝对无	很少有 （2～3次/月）	有时有 （1～2次/周）	常常有 （3次/周）	多半有 （隔日一次）	绝对有
一、睡眠障碍							
1. 响亮的鼾声	1	2	3	4	5	6	7
2. 夜间有呼吸暂停现象	1	2	3	4	5	6	7
3. 睡眠中有气喘或窒息	1	2	3	4	5	6	7
4. 睡眠不安、多动或频繁觉醒	1	2	3	4	5	6	7
二、身体症状							
5. 因鼻塞而张口呼吸	1	2	3	4	5	6	7
6. 反复感冒或上呼吸道感染	1	2	3	4	5	6	7
7. 鼻涕较多	1	2	3	4	5	6	7
8. 吞咽食物困难	1	2	3	4	5	6	7
三、情绪不佳							
9. 情绪多变或常发脾气	1	2	3	4	5	6	7
10. 有攻击或多动行为	1	2	3	4	5	6	7
11. 纪律问题	1	2	3	4	5	6	7

项目	几乎无 （0～1次/月）	绝对无	很少有 （2～3次/月）	有时有 （1～2次/周）	常常有 （3次/周）	多半有 （隔日一次）	绝对有
四、白天功能							
12.过多的白天睡眠或打盹	1	2	3	4	5	6	7
13.注意力难以集中	1	2	3	4	5	6	7
14.早晨起床困难	1	2	3	4	5	6	7
五、上述情况对患儿监护人的影响程度							
15.因上述问题为患儿身体健康担忧	1	2	3	4	5	6	7
16.担心患儿夜间不能得到足够的空气	1	2	3	4	5	6	7
17.因上述问题影响监护人白天工作	1	2	3	4	5	6	7
18.因上述问题而感到焦虑	1	2	3	4	5	6	7

注：计算得出总评分越高，提示疾病对患儿生活质量的影响程度越严重。对每位患儿分别进行计算：①调查总评分，为OSA-18调查表的各项条目分数之和，该数值的范围为18～128分，用来评价儿童对生活质量的影响程度总评分：评分＜60分为轻度影响；60～80分为中度影响；评分＞80分为重度影响。②变化值：为术前平均分（手术前总评分除以18或各维度总评分除以相应的条目数）与术后平均分的差值，变化值的范围：−7.0～+7.0；变化值可以评价治疗前后生活质量的变化，负值代表恶化，正值代表改善；评价标准：评分＜0.50分为微弱改善，0.50～0.99分为轻度改善，1.00～1.49分为中度改善，评分≥1.50分为显著改善。

参考文献

陈孝平，汪建平，赵继宗，2018. 外科学 [M]，第 9 版 . 北京：人民卫生出版社 .

陈扬熙，2012. 口腔正畸学基础技术与临床 [M]. 北京：人民卫生出版社，258-259.

葛均波，徐永健，王辰，2018. 内科学 [M]. 第 9 版 . 北京：人民卫生出版社 .

国家卫生计生委，2014. 关于发布《电子病历基本数据集第 1 部分：病例概要》等 20 项卫生行业标准的通告（国卫通〔2014〕5 号）[EB/OL].（2014-06-19）
  [2023-02-05]. http：//www. nhc. gov. cn/fzs/s7852d/201406/a14c0b813b844c9dbd113f126fa9cb17. shtml.

国家卫生健康委员会，国家中医药管理局，2018. 关于印发国家基本药物目录（2018 年版）的通知（国卫药政发〔2018〕31 号）[EB/OL].（2018-09-30）[2023-02-05].
  http：//www. gov. cn/fuwu/2018-10/30/content_5335721. htm.

国家卫生健康委办公厅，国家中医药管理局办公室，2019. 关于启动 2019 年全国三级公立医院绩效考核有关工作的通知（国卫办医函〔2019〕371 号）
  [EB/OL].（2019-04-19）[2023-02-05]. http：//www. nhc. gov. cn/yzygj/s3593g/201904/b8323261bb8a4175a2046d2fffa93936. shtml.

国家卫生健康委员会办公厅，2020. 国家卫生健康委办公厅关于采集二级和三级公立医院 2019 年度绩效考核数据有关工作的通知（国卫办医函〔2020〕438 号）
  [EB/OL].（2020-06-09）[2023-02-05]. http：//www. nhc. gov. cn/yzygj/s7659/202006/7912483be2784e2ca08a9ea4628369b8. shtml.

韩萍，于春水，2017. 医学影像诊断学 [M]. 第 4 版 . 北京：人民卫生出版社 .

黎源倩，2017. 中华医学百科全书：公共卫生学 卫生检验学 [M]. 北京：中国协和医科大学出版社 .

倪鑫，2020. 中国儿童阻塞性睡眠呼吸暂停诊断与治疗指南（2020）[J]. 中国循证医学杂志，20（08）：883-900.

孙虹，张罗，2018. 耳鼻咽喉头颈外科学 [M]. 第 9 版 . 北京：人民卫生出版社 .

万学红，卢雪峰，2018. 诊断学 [M]. 第 9 版 . 北京：人民卫生出版社 .

许文荣，林东红，2015. 临床基础检验学技术 [M]. 第 6 版 . 北京：人民卫生出版社 .

中国医师协会睡眠医学专业委员会，2018. 成人阻塞性睡眠呼吸暂停多学科诊疗指南 [J]. 中华医学杂志，98（24）：1902-1914.

中华医学会，中华医学会杂志社，中华医学会全科医学分会，等，2019. 成人阻塞性睡眠呼吸暂停基层诊疗指南（实践版·2018）[J]. 中华全科医师杂志，18（1）：30-35.

中华医学会呼吸病学分会睡眠呼吸障碍学组，2017. 家庭无创正压通气临床应用技术专家共识 [J]. 中华结核和呼吸杂志，（7），481-493.

Iber C，Ancoli Israel S，Chesson AL，et al. 2016. The AASM manual for the scoring of sleep and associated events. rules，terminology and technical specifications [M].
  Version 2. 3 . Darien，IL：American Academy of Sleep Medicine.

Marcus CL，Brooks LJ，Draper KA，et al. 2012. Diagnosis and management of childhood obstructive sleep apnea syndrome[J]. Pediatrics，130（3）：e714-e755.

Melmed S，Polonsky KS，Larsen PR，el al. 2011. Williams textbook of endocrinology[M]，12th Edition. Amsterdam：Elsevier.